日本人の歯とそのルーツ

日本大学松戸歯学部解剖学Ⅰ講座教授

金澤　英作

まえがき

私は、長い間歯科大学で歯の解剖学の講義をしてきた。将来歯科医師になる学生にとって歯の形や構造を勉強することは大変重要なことで、いわば基本である。同時にその中で歯の人類学の話もしてきた。歯の形や構造は長い人類の進化の中で形成されてきたものだからである。ところが、歯の人類学とか、歯の進化ということになると、歯科の臨床的なことからははるかに遠い世界の事柄になると考える人が多く、歯科大学でこの部分の講義を十分にしているところは少ないようである。

ところが最近事情が変わってきている。いわゆる進化医学の台頭である。病気の様々な原因が進化に伴う人間の体の変化や、ウィルスと人間のかかわりあいのなかで生まれてきているということが分かってきたのである。具体的な例として、感染症と人の体の反応、特定の遺伝子疾患、アレルギー、肥満、腰痛、無呼吸症候群などのほか、歯科関連では顎の運動が満たされていないことと不正咬合や第三大臼歯未萌出の問題、また虫歯と砂糖摂取量の関連などが挙げられている。病気の直接的原因は、外からやって来るウィルスや細菌の場合もあるし、けがや障害の場合もあるが、その遠因になるのは進化の結果としての現在の人間の体そのものである、という考え方である。すなわち病気の原因を深く見てゆくには、人間の体と病気との関連を歴史的、進化的に見てゆく必要がある。日本人の歯の治療や歯の衛生管理のために、日本人の歯の成り立ちを考えておくことも重要なことである。

歯の形態には基本的形態があるものの、細部にはさまざまなバリエーション（変異）がある。このことを形態の多様性といい、小さな個人差から破格（珍しい異常）まで多様な形態が含まれるが、特定の変異型が特定の人種に高頻度で見られるという事実もある。日本人でよくみられるシャベル型切歯はヨーロッパ人やアフリカ人にはあまり見られないが、ヨーロッパ人によく見られる大臼歯のカラベリ結節は日本人ではそれほど見られない。これはいったいどういうことなのだろうか。

日本を含むアジアは広い。太平洋を含めれば地球の半分以上になろう。ここで繰り広げられた人類進化やヒトの移動は大変ドラマチックである。日本人の起源は旧石器人か、縄文人か、弥生人か。彼らはアジアからどのように日本列島へ渡ってきたのであろうか。さらに、アジア人の起源となる人々はどのような人々であったのか、太平洋に渡った人々は・・・などなど、まだ解明されていない進化史上のドラマがアジアにはたくさんあるが、歯を調べることによってその多くが解き明かされるのである。歯には人類進化のドラマの筋書きが刻まれているのである。

このような知識はすぐさま診療に役立つことは少ないと思われるが、歯科関係者には基本的教養として必要なものであると思われる。また、人類学や考古学に興味を持つ方には、歯というものが日本人の成り立ちや文化の形成過程を知るために少なからず貢献をしていることを知っていただきたい。毎日お世話になっている自分の歯であるが、それが語る物語を楽しんでいただければ幸いである。

目　次

第一章　ルーツ探しの道具

旅や調査に出かけるときは十分な準備が必要である。歯のルーツ探しにはとりあえず歯の知識と計測法などを知っておく必要がある。

歯に親しんでもらうには、自分の歯型があればいいのだが、これが案外手に入れにくい。誰でも歯医者さんで一度や二度は歯型を取られた経験があると思うが、先生はそれを患者にくれないし、患者もあきらめているので、先生に下さいとお願いすることもない。しかし、実は治療が終われば歯型はいらなくなってしまうので、頼めばくれる歯医者さんもいる。

私は机の上に自分の歯型を置いているが、文鎮代わりにも使うし、時々手にとって思い出にふけることもある。ああ、この上顎左側中切歯は、外国留学中にテニスのラケットがぶつかってひびが入り、帰国後抜いたために、今ではインプラントになってしまった。下顎右側大臼歯は一本もない。今は、取り外しのできる義歯が入っているが、もともと、ここにあった歯はむし歯で小さい頃から治療していて、最後は大学で咬合の実験台になった時、圧力を測るための鉄のボールを強く噛んだときにひびが入ってしまい、それが原因で、結局抜くことになってしまった。そんな思い出が、歯型を見ていて思い出されるのである。

思い出でなくても、自分の歯型で自分の歯の本数を確認できるし、歯のかたちを歯医者さんが見るのと同じように客観的に見ることができる。切歯、犬歯、小臼歯、大臼歯の区別も観察することによって納得がいくようになる。上下の歯型を合わせてみれば、右側のほうがすり減っているとか、上と下の歯がかみ合っていない個所なども発見できる。小さく退化してしまった歯が生えていたり、余計な歯（過剰歯）がある場合はその様子を子細に観察できるのである。

とはいえ、自分の歯の模型をもっている人は少ないと思うので、ここではまず、一般的な人での口の中の歯の並び方や歯の本数、名称を確認しよう。この本は、歯の解剖学の専門的な本ではないが、これからこの本を読んでいくに当たっては必要な言葉があるので、ここでひとまず、それを知っておこう。

1　歯の名称の基本的知識

(1)　歯列と歯の名称

実は歯の種類については、小・中学校でも高校でも正式には習っていないのである。義務教育の中では、中学2年生の理科で習う歯の名前が教育課程での最初で最後の機会となる（図1）。しかし、そこには動物と人間に共通の前歯、犬歯、臼歯という大ざっぱな区分があるだけで、人間の切歯という名称や小臼歯や大臼歯の区別はない。正確な名前については、教育課程では教わることなく、家族から聞くか、あるいは歯医者さんへ行ったときに知るしか道はないのである。

歯はあごの骨の中にアーチ状に並んでいるが、これを歯列とか歯列弓という。歯の大きさや第三大臼歯のあるなしによってそのサイズには個人差がある。概して猿人や原人などの化石人類では長く、U字型を呈するが、新人以後になると後方の開いた放物線状となる。現代人では短く、開いたV字型を呈するものもあるが、これは現代人で、顎が短くなっていることと関係がある。

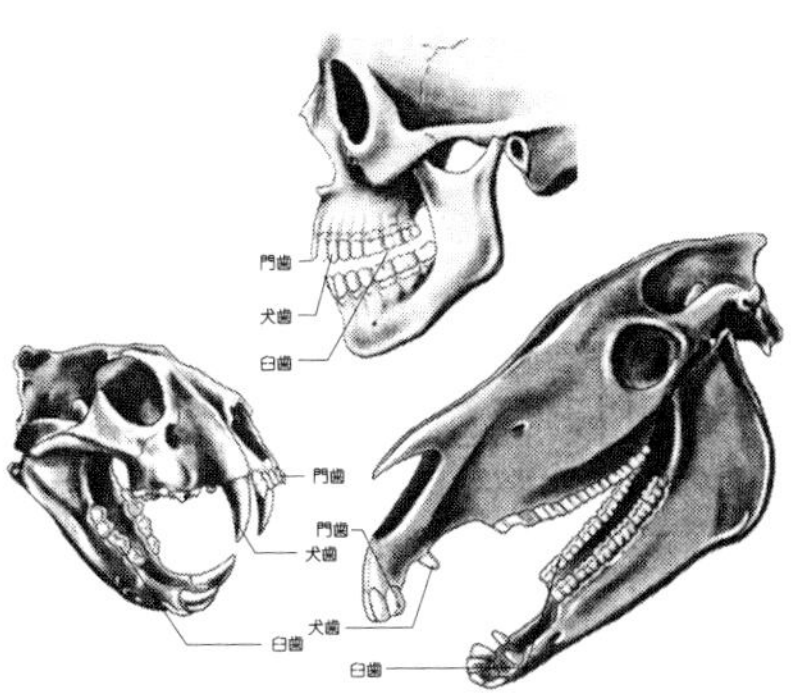

図1　中学2年生の教科書、上：ヒト、左：ライオン、右：シマウマ。
（中学校科学　2分野上　学校図書　2010）

(2) 歯の方向用語

図2は永久歯の呼び名と方向の用語である。歯列の内側に向かう方向を舌側（ぜっそく）または上顎の場合、口蓋側（こうがいそく）という。下顎の場合は内側に舌が、上顎の場合は内側に口蓋があるからである。また歯列の外側方向をさす言葉は上下共通で頬側（きょうそく）という。ほっぺた（ほほ）があ

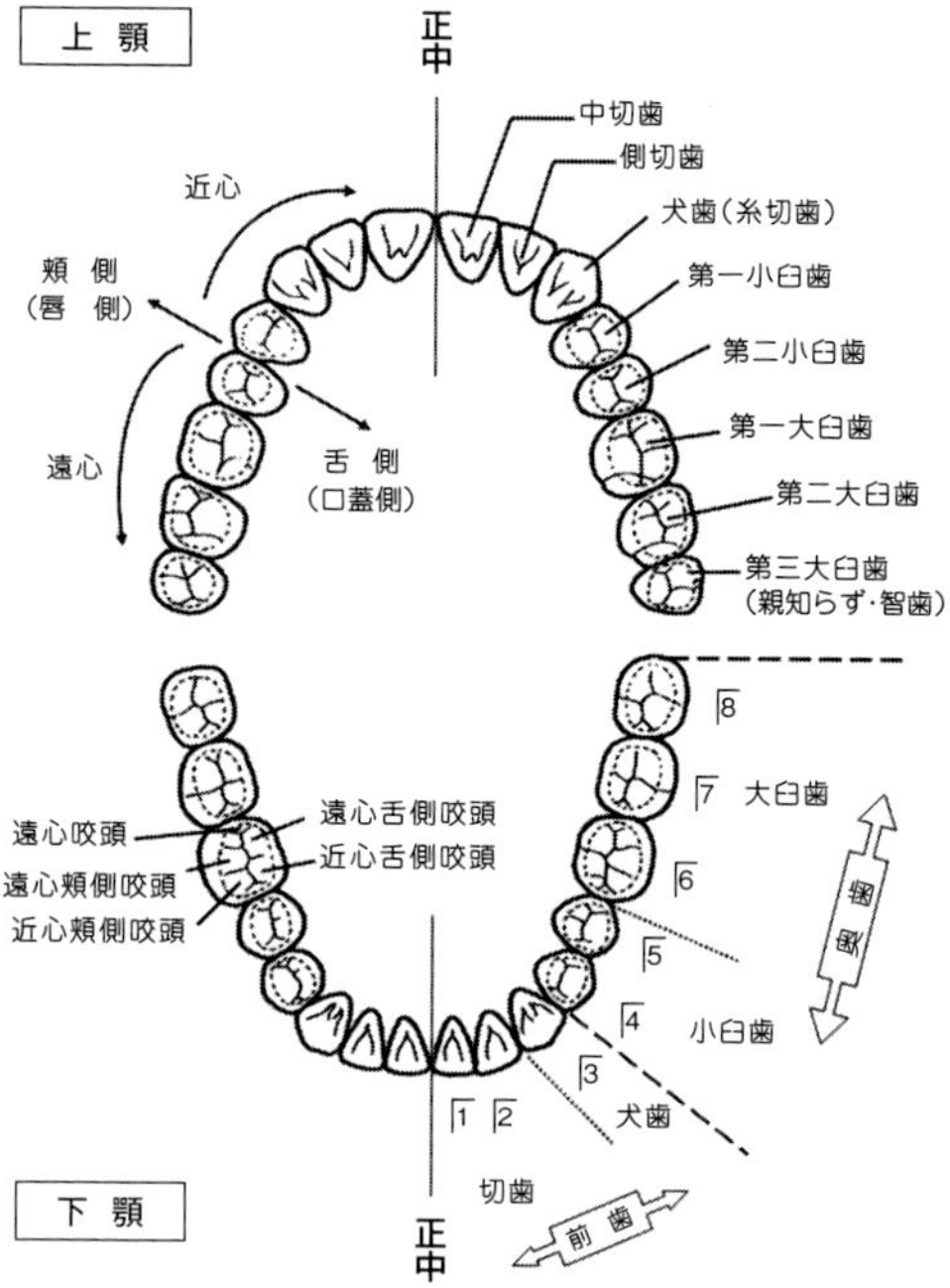

図２　歯の名称と方向用語

るからである。切歯や犬歯は、前に唇（くちびる）があるので、唇側ともいう。一方、この二つの方向に直交するように歯列弓に沿った方向が近心と遠心である。近心は左右中切歯に向かう方向で、遠心は第三大臼歯に向かう方向である。

この四つの用語で各歯の面や歯の移動方向などが表現できる。例えば、第一大臼歯の舌側面に初期う蝕があるとか、小臼歯を抜いたら大臼歯が近心に移動した、などという。小臼歯や大臼歯のように複数の咬頭をもつ歯については、頬側咬頭とか遠心舌側咬頭というような表現が可能となる。さらにこの図では歯が噛み合う面が見えているが、これを咬合面といい、反対にこの図には隠れて見えていないものが歯根である。これらの歯面に直交する方向をそれぞれ咬合面側（歯冠側）、歯根側（根尖側）といい、これらを加えると三次元的に歯の方向を表現できることになる。

唇の間から見える歯は、ごく一般的に前歯（まえば）と呼ばれることがあるが、これはふつう切歯と犬歯のことをさす。これ以後の歯は奥歯（おくば）と呼ばれ、小臼歯と大臼歯をさすが、きわめて大雑把な区分けであるので歯科関係では使われない。歯は大きく分けて切歯、犬歯、小臼歯、大臼歯の四つの歯群がある。それぞれの英語の頭文字を取って、I、C、P、Mと表記する。切歯は2本、犬歯は1本、小臼歯は2本、大臼歯は3本である。この4種類の歯群は、そもそも原始的な哺乳類で犬歯がまず分化し、その前にある切歯、後ろの小臼歯、さらに後ろで咀嚼の中心になる大臼歯部が、それぞれ役目に応じた形を発達させたことに起因するものである。これにより人間の歯は次の8種類ということになる。前から、中切歯、側切歯、犬歯、第一小臼歯、第二小臼歯、第一大臼歯、第二大臼歯、第三大臼歯である。これらの歯の形は上顎と下顎では異なっているが左右は同じである。すなわちこれら8本が右上、左上、右下、左下にあり、合計32本となる。これを歯式という全動物に共通する式で表現すると、

$$\mathrm{I}\,\frac{2}{2}\,\mathrm{C}\,\frac{1}{1}\,\mathrm{P}\,\frac{2}{2}\,\mathrm{M}\,\frac{3}{3} = 32$$

となる。

図3は歯医者さんがむし歯の検診などで使う歯の表である。歯を番号化して1から8とし、それを上下左右に配したものである。

このように表現するとむし歯や欠損歯をチェックするときに大変便利である。また、歯科医院では歯をここで表現した番号で呼ぶことが多い。たとえば1番といえば中切歯のこと、6番といえば第一大臼歯のことで

8 7 6 5 4 3 2 1	1 2 3 4 5 6 7 8
8 7 6 5 4 3 2 1	1 2 3 4 5 6 7 8

図３　番号化した歯種、横線の上が上顎の歯、下が下顎の歯、正中線の右が「左」の歯、左が「右」の歯を示す。

ある。さらに一本一本の表記も番号とカギ括弧を利用して、例えば「2」「3」「4」のように簡略化して表現する。これらは順に下顎右側側切歯、上顎右側犬歯、上顎左側第一小臼歯である。これらはプロの歯科医師の間で使われるものであるので一般の人は知らなくてもよい知識であるが、知っておけば歯科通であるということになる。

2　それぞれの歯の特徴

(1)　切歯

切歯は英語でインサイザー incisor というが、もともと「切る」という意味である。形を見ればわかるように大工道具のノミのような形をしていて、上顎と下顎のノミの刃のような部分（切縁）を合わせるようにして食べ物を切る役目がある。食べ物はリンゴにしても肉にしても、とりあえず口の中に入るような大きさに切らないとならない。切歯はその役目を負うのである。

切歯は上顎と下顎とで大きさが違う。とくに幅の違いが大きく、図4からわかるように上顎の切歯は下顎の切歯の2倍近い幅がある。小さな下顎の切歯に大きな上顎の切歯が覆いかぶさるように噛み合い、その間で食物が切断されるのである。

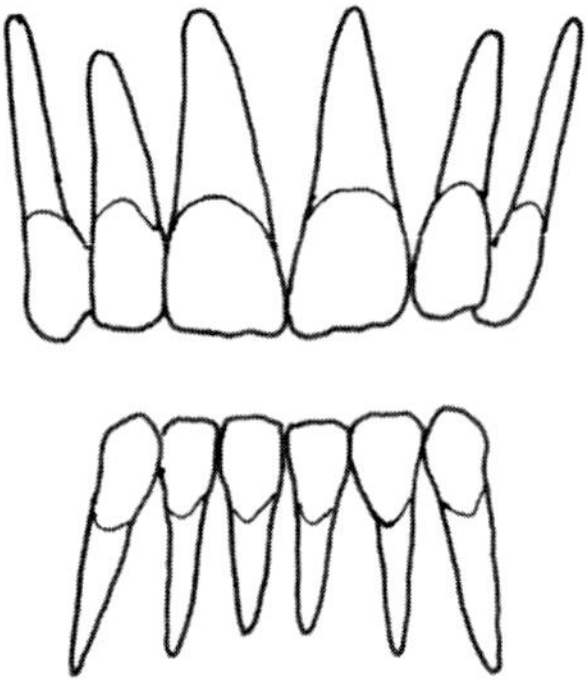
図４　前歯（切歯、犬歯）前景

上顎中切歯の歯冠は切歯の中で最大である。歯根も太く、断面は円形に近い。歯冠の舌側は浅くくぼんでいる。上顎側切歯は全体に中切歯より小型で、切縁遠心部は円みがあり、これはほとんどの歯に共通なので隅角徴（ぐうかくちょう）という。歯根はやや近遠心的に圧平されて、断面は楕円形に近く、根尖が遠心に曲がっている。これもほとんどの歯に共通していて、歯根徴（しこんちょう）とよばれる。

下顎中切歯はもっとも小さい歯で、細い歯冠部と近遠心的に圧平された歯根からなる。歯冠部の隅角徴や歯根の歯根徴は、はっきりしない。下顎側切歯は、中切歯よりやや大きく、隅角徴や歯根徴が目立つ。

図５は、上下の切歯の関係を横から見た図である。左の上下の切歯が歯の先端（切縁）で咬み合うタイプの咬合は切端咬合とか鉗子（かんし）状咬合と呼ばれるものである。鉗子とは歯を抜いたり、血管を止めたりする時に使う手術道具のことであるが、一般的に

は爪切りやトゲ抜きもこのような形をしている。日本では縄文時代人以前、一般的には旧石器時代人、旧人、原人、猿人など古人類はすべてこのような咬合をしている。もちろんサルなど霊長類も基本的にはこの咬み合せである。いわばヒトが本来持っている咬合様式であるが、日本では、弥生時代以後は上顎切歯が下顎切歯の前に出る鋏状（はさみじょう）咬合に徐々に移行したため、現代では少なくなっている。

鋏状咬合が極端に進み、上顎切歯が前方に傾き、その切端が大きく前方に突出した形態を屋根状咬合と呼ぶ。いわゆる出っ歯とか反（そ）っ歯と呼ばれるものである。日本では鎌倉時代から江戸時代にかけてこの咬み合せが多く、幕末に来日したシーボルトなどの医師に、日本には出っ歯が多いと指摘されたことは有名な話である。これについては後述する。

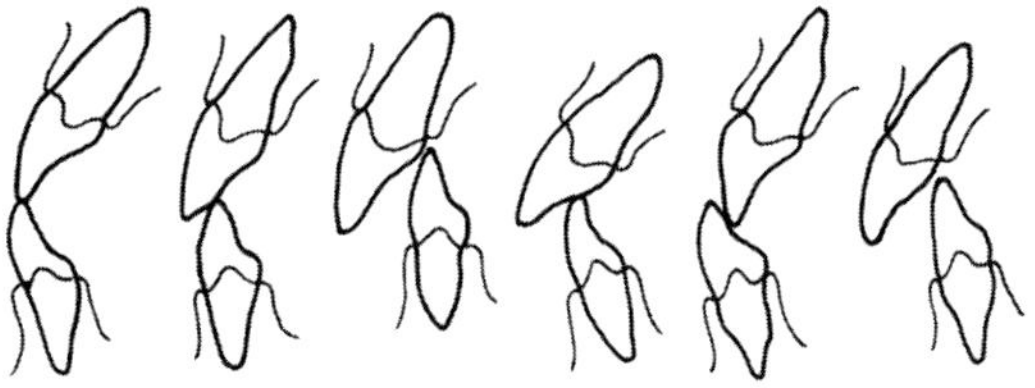

1. 鉗子咬合　2. 鋏状咬合　3. 過蓋咬合　4. 屋根状咬合　5. 反対咬合
6. 後退咬合

図５　上下のかみ合わせ（図解　咬合解剖学　1990 より引用）

逆に下顎の切歯が上顎の切歯の前に出る場合を反対咬合と呼ぶ。いわゆる受け口である。下顎が大きく発達したり、上顎の発達が悪い場合にこのような形になる。出っ歯や八重歯（犬歯の萌出異常）、さらには図に見られるいくつかの異常な咬み合わせと共に、現代では矯正治療の対象となる。

(2)　犬歯

犬歯は側切歯の後ろで、第一小臼歯の前にある歯である。萌出が遅いので、すでに生えている側切歯と第一小臼歯の間のスペースが狭いと、歯列の外側にはみ出て萌出することがある。いわゆる八重歯である。犬歯は食肉類や霊長類段階で大きな役割を果たした歯であるが、ヒトでは大幅に退化した。しかし、そのなごりは残っていて、特異な解剖学的特徴を示す。歯冠は尖頭が一つあってあまりくぼんだ面がない。歯根は極めて長く、

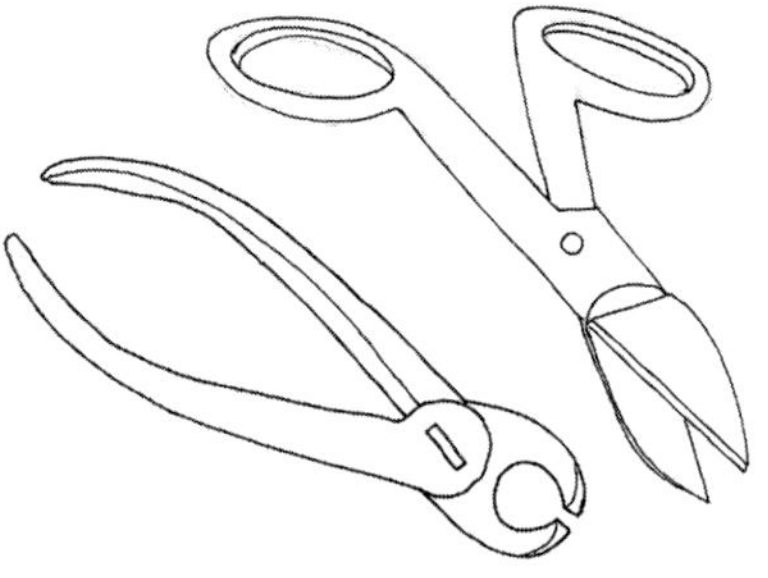

図６　鉗子（左）と鋏（右）

近遠心的圧平されているという特徴がある。他の歯との比較では次のような特徴がある。

①　切歯、小臼歯、大臼歯などは上下左右にそれぞれ複数の種類の歯があるが、犬歯は1本ずつしかない。
②　歯根がすべての歯の中で最も長い。
③　先端は尖頭といって丸く尖っている。
④　ほかの歯と並んだ時、咬合面側に突出する。
⑤　隣りの歯（側切歯、第一小臼歯）が犬歯に似ることがある。

このような特徴は、系統発生学的に見て犬歯が長い歴史を持つことと関係する。もともと、魚や爬虫類のような同形歯性から、原始哺乳類で最初に分化したのが犬歯であった。犬歯が歯列を前の歯と後ろの歯に分けたのである。

同じような歯の形が並んでいる同形歯性の中に忽然と犬歯が現れたわけであるが、その動物は中生代の爬虫類型哺乳類であるキノグナトゥスと推定されている。キノはイヌという意味、グナトゥスはアゴという意味である。図は二億二千万年前の化石である。

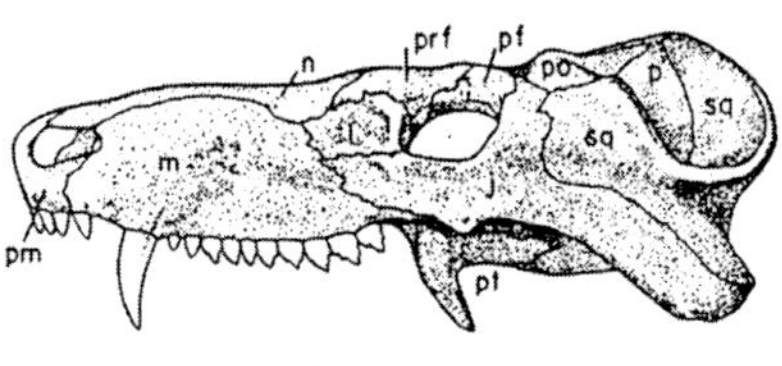

図７　キノグナトゥス（ローマー：脊椎動物の進化より）

図8は犬の頭蓋であるが、鋭い犬歯が特に上顎で目立つ。犬歯は犬に限らず、多くの哺乳類に見られる特徴的な歯で、とくに肉食獣では発達している。犬歯という名前は、カニヌス（イヌ）というラテン語から来ていて、それを日本語で犬歯と訳したものであるが、古来イヌが人間に身近な動物であったことがわかる。

(3) 小臼歯

小臼歯は片側2本である。これを上下とも第一小臼歯と第二小臼歯とよんでいる。咬頭が二つとなり、頬舌的に並ぶので少し大臼歯の形に近くなる。犬歯と大臼歯に挟まれたこの歯は、進化の中では負け組の歯である。小臼歯は哺乳類時代には数が多かったものの霊長類の進化の中ではひたすら衰えてきた歯種である。

哺乳類の基本歯式は $I\frac{3}{3}C\frac{1}{1}P\frac{4}{4}M\frac{3}{3}=44$ で、

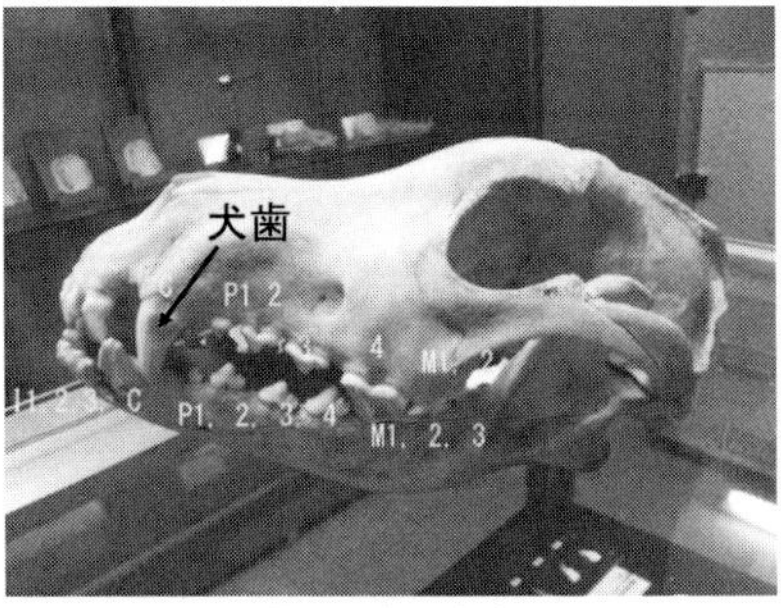

図８　犬の犬歯

犬では上顎大臼歯が一本足りないが、ほぼそれに近い（図8）。すなわち原始的哺乳類から人間になるまでに失われた数は小臼歯が一番多い。4本から2本に減ってしまっている。切歯は3本から2本、その他は不変である。どうしてこんなことになったのか。

それには犬歯が関係してくる。もともと原始哺乳類では犬歯の後ろには第一から第四までの小臼歯があったが、犬歯は大きいので、そのすぐ後ろの歯はその陰にかくれて上下が咬み合わなくなってきた。すなわち歯と歯の接触がなくなったので必要のないものになり、退化した。そして、霊長類の中では新世界ザル（南米ザル）が哺乳類の基本歯式でいう第一小臼歯を失った状態を保っている。さらに、我々に直接つながる旧世界ザルでは第一、第二小臼歯がなくなり、第三、第四小臼歯のみ残っている。これを我々は第一、第二小臼歯と呼んでいる。動物の類縁関係や系統関係を重視する比較解剖学者はこれをP3、P4と呼んでいる。すなわち、オリジナルの第三小臼歯と第四小臼歯である。

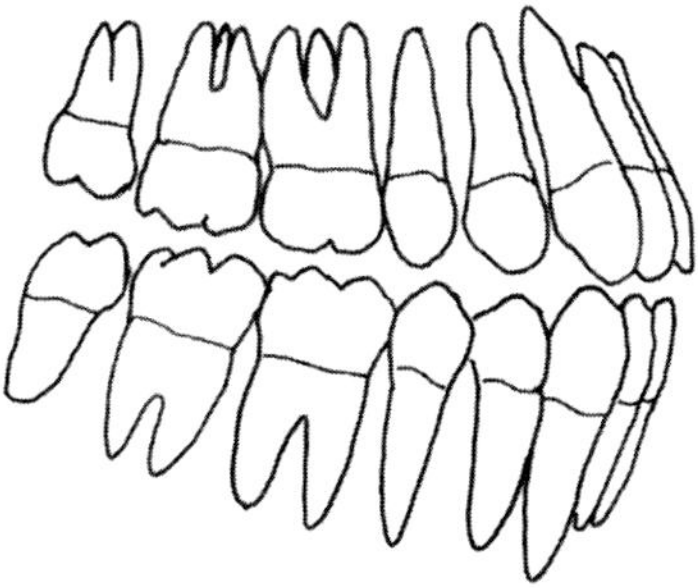

図９　後歯（小臼歯と大臼歯）側面観

人間には先天的に歯が欠如する場合があるが、最も多いのが第三大臼歯、次いで上顎側切歯、および上下顎第二小臼歯ということになる。これらの歯は退化傾向にある歯といわれているが、将来の人類はこれらの退化的な歯をすべての失うのではないかとの予想もある。そうすると4本あった小臼歯はいよいよ1本になってしまうということである。歯の矯正をする人は歯が大きい傾向にあり、これが顎骨に並びきらなくなってしまうわけであるが、その時に第一小臼歯を便宜的に抜いて歯並びを良くすることが行われる。これなども他の歯でなくて小臼歯が選ばれるのはその位置が抜去に適しているからであるが、小臼歯にとってみれば迷惑なことであろう。

⑷　大臼歯

大臼歯は咀嚼の中心的存在である。咬頭の数も多く、広がった咬合面で食べ物がすりつぶされることが臼（うす）に似ていることからこの名前がついた。英語圏では臼歯に大小の区別は無く、小臼歯は前臼歯 Premolar、大臼歯は臼歯 Molar である。

大臼歯の特徴は何と言っても文字通り、その大きさである。この大きな歯があるからこそ堅い食物を粉砕して消化できる形にし、消化器官に送り込むことが出来るのである。ほとんどの哺乳類で大臼歯は大型化し、それぞれの動物が独自の形を発達させて繁栄の基礎を作った。霊長類も例外ではなく、３本の大臼歯が歯列の後方で大きな咬合面を広げている。ヒトではそれに加えて、霊長類の中でも最も厚いエナメル質を発達させて、硬いものをたくさん食べられる用意をしている。しかし、一方でヒトの進化に伴う顎の短縮化により、後方の第三大臼歯や第二大臼歯は小型化し、とくに第三大臼歯では矮小化や欠如がしばしば見られる。

大臼歯の形は複雑である。上顎は基本的に咬頭が四つで歯根が３本、下顎は咬頭が五つで歯根が２本である。上顎と下顎でどうしてこのような差が生じたのであろうか。

図10は単純な歯から複雑な大臼歯に長い時間をかけて進化してきた過程を表現する

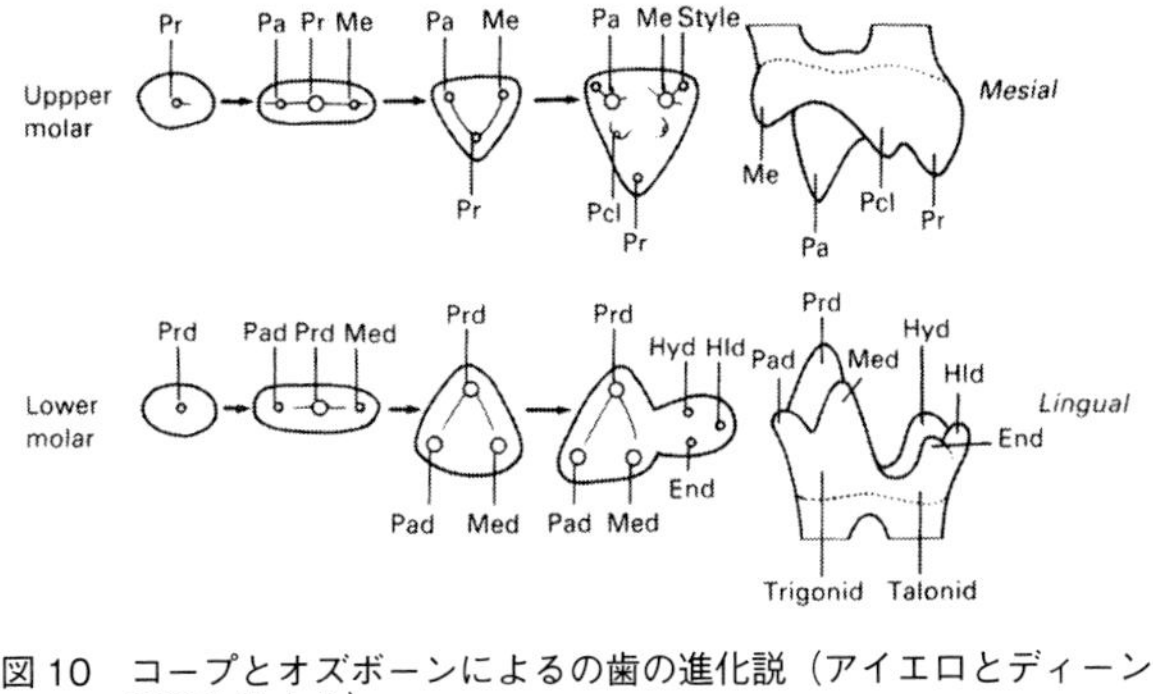

図10　コープとオズボーンによるの歯の進化説（アイエロとディーン 2002 による）
Pr プロトコーン、Pa パラコーン、Me メタコーン、Pcl プロトコニュール、Style メタスタイル、Prd プロトコニド、Pad パラコニド、Med メタコニド、Hyd ハイポコニド、Hld ハイポコヌリド、Trigonid トリゴニド、Talonid タロニド、End エントコニド、Hy ハイポコーン、Mesial 近心、Lingual、舌側

模式図である。はじめ単咬頭であった歯が両側に副咬頭を持つようになり、それが横並びから三角形を形成するようになる。このような形態を三結節歯と呼び、上顎をトリゴン、下顎をトリゴニドという。さらに、下顎三結節の遠心には副次的な咬頭（タロニド）が形成されるようになり、大きな面積を持つに至る。これらが上下で噛み合わさると、三結節の部分ではおもに切り裂き、タロニドの部分ではおもにすりつぶしが行われ、いわゆるトリボスフェニック型（楔形摩擦型）臼歯が完成した（図11）。このように形成された大臼歯がその後の人間の大臼歯のもとになった。

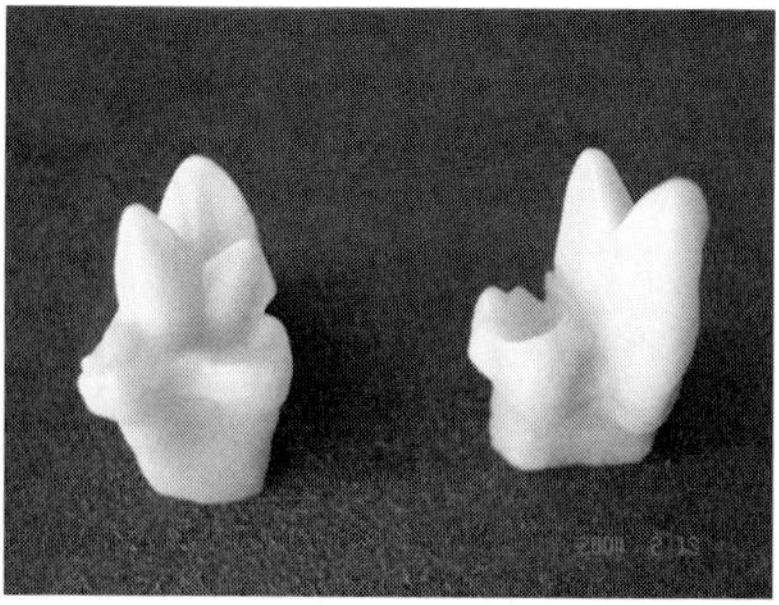

図 11　トリボスフェニック型臼歯
（瀬戸口烈司氏の厚意による）

(5)　乳歯

永久歯の生える前に幼児期に機能する乳歯群がある。乳歯は生後6～7ヶ月ごろから生え始め、2～3年ぐらいの間に上下顎あわせて20本が生えそろう。6～11歳ごろの間にその歯根は吸収され、自然に脱落して役目を終えるが、その生涯は5～9年である。したがって乳歯は脱落歯あるいは暫間歯などと呼ばれる。完成時の歯式は次のように表現される。

$$i\frac{2}{2}c\frac{1}{1}m\frac{2}{2}=20$$

i、c、mはそれぞれ永久歯の記号を小文字にしたものである。すなわち乳切歯は2本、乳中切歯Ⓐと乳側切歯Ⓑ、乳犬歯Ⓒは一本、乳臼歯は第一乳臼歯Ⓓ、第二乳臼歯Ⓔの2本、計5種類の歯からなる。カッコ内は永久歯と区別するために使われる歯の記号である。

乳歯は永久歯に比較すると、大きさや形に違いがある。大きさは永久歯より小さいが、それはおもに高さに現われる。形は原則的にはそれぞれ後から生える永久歯に似た形を備えているが、単純に永久歯を縮小した形ではない。乳切歯や乳犬歯は永久歯に似ているが、乳臼歯はその後に生える小臼歯とはかなり形が異なり、むしろ大臼歯に似ている。歯一本一本にある細かい溝や咬頭の形質には永久歯には見られないものもあり、それらは系統発生学的に古い形質も多い。乳歯は原始

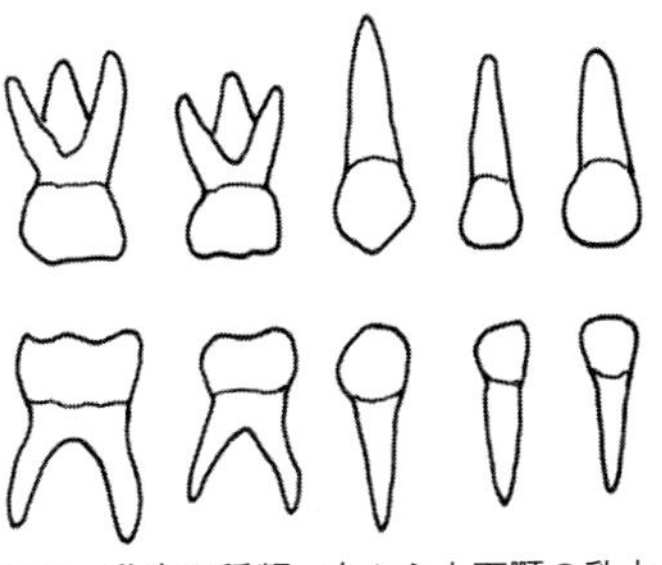

図12　乳歯の種類：右から上下顎の乳中切歯、乳側切歯、乳犬歯、第一乳臼歯、第二乳臼歯

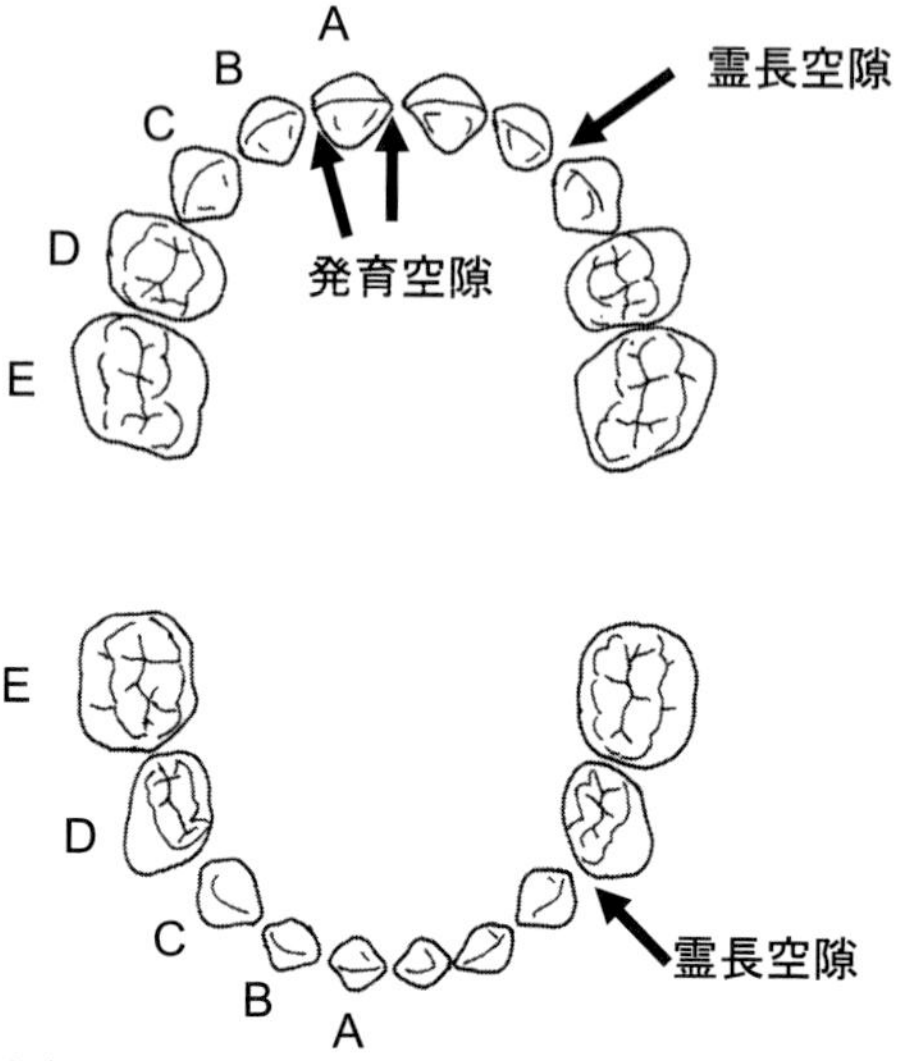

図 13　乳歯列：A 乳中切歯、B 乳側切歯、C 乳犬歯、D 第一乳臼歯、E 第二乳臼歯（クラウス　1992 を改変）

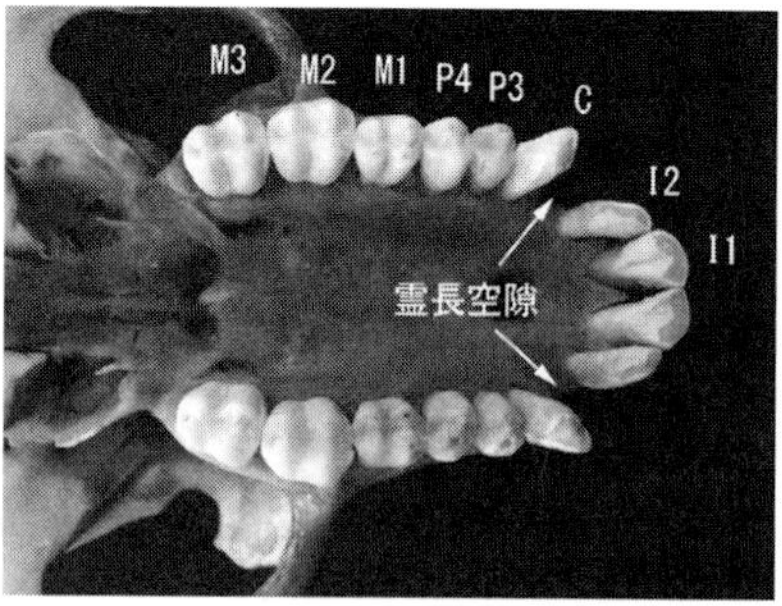

図 14　アカゲザル上顎の歯列と霊長空隙

的形質を備えているといわれている。

乳歯列には歯と歯の間にすき間があるのが普通である。これは発育空隙と呼ばれ、あごが発育してくると顕著になる。乳歯よりも大きな永久歯との生え変わりに備えるためでもある。上顎乳犬歯の前と下顎乳犬歯の後ろにあるものは霊長空隙と呼ばれ、霊長類や食肉類で上下の大きな犬歯が噛み合う時にそれぞれが対合する歯列にうまく収まるようにするためのスペースの名残りである。しかし、最近ではこういったスペースの無い子どもも増えており、永久歯列の不正咬合などを引き起こす原因となっている。

3　歯の内部構造

本書は歯の人類学の本であるから、歯の組織学的な知識は特に必要ないが、内部構造に関連する用語も時々出てくるのでここで簡単に解説しておく。歯は基本的に口腔内に露出する歯冠と歯槽骨に囲まれた歯根の二つの部分からなりその境目を歯頸部という。歯冠はエナメル質で覆われ、象牙質がその内部を構成する。エナメル質は口腔内で食物を噛み砕く部分であり、人体の中で最も硬い組織である。ヒトのエナメル質は他の霊長類に比べて特に厚くなっていることで知られている。進化の過程で硬いものを食べていたことに対する適応であると考えられている。おもにハイドロキシアパタイトの微結晶からなり、無機質の含有量が多いので、細菌が産生する酸によって脱灰され、むし歯にかかりやすい。無知覚、無細胞なので痛みを感じることも無く、破壊された組織の再生も無い。

歯の大部分を構成する象牙質は、ハイドロキシアパタイトを70パーセント含むが、有機成分として線維性タンパク質のコラーゲンを含有しているためエナメル質に比べて弾力がある。内部には象牙細管があり、その中に象牙芽細胞の細長い突起を含

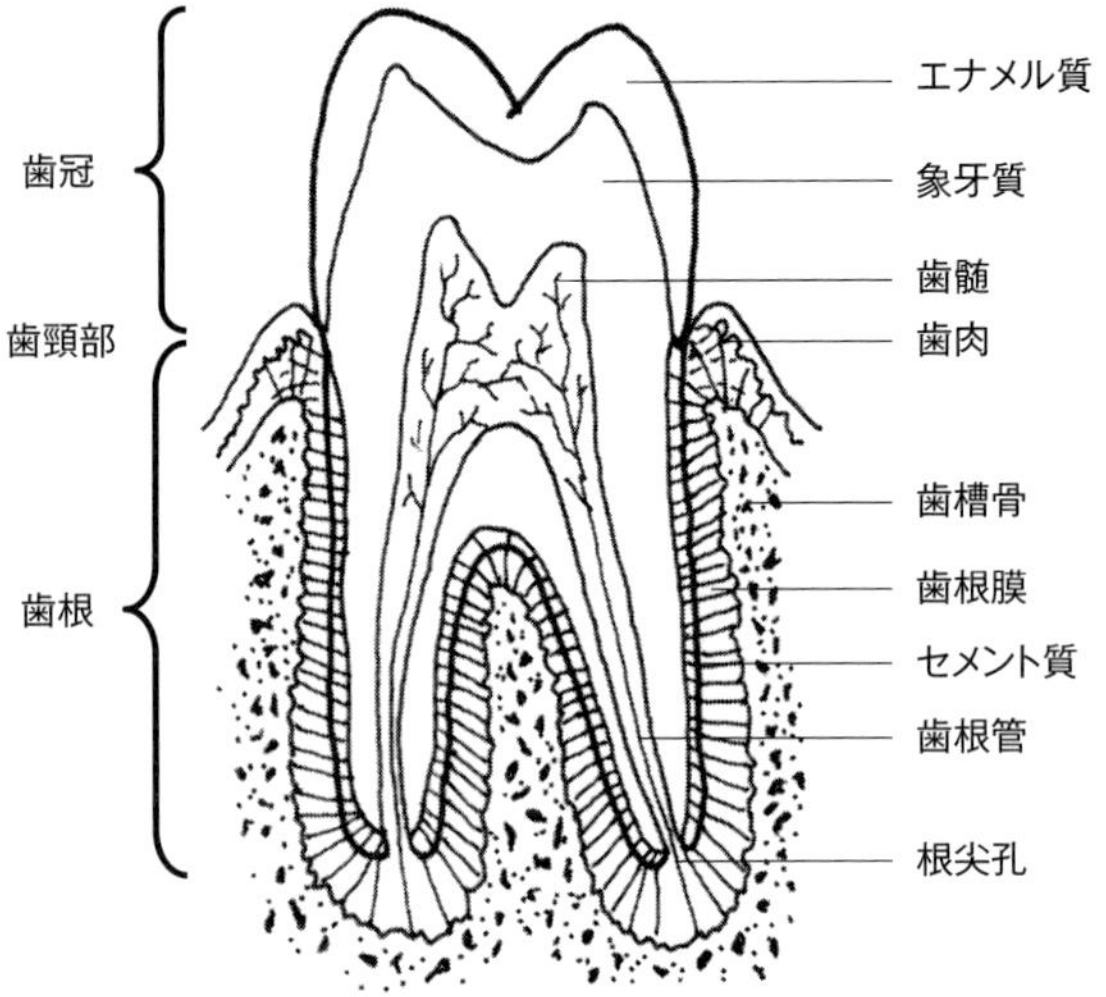

図15　歯の内部構造

んでいる。そのため象牙質には知覚があるばかりでなく、必要に応じて象牙質の修復を行うことが出来る。象牙質の中心部は髄室であるが、ここには歯髄と呼ばれる軟組織がある。歯髄は神経や血管を含み、象牙質の栄養や知覚、形成能などをつかさどっている。

歯根の表面は薄いセメント質が覆っている。骨と類似した組織で歯根膜線維の固定をしている。歯根膜は歯周靭帯ともよばれ、コラーゲンの線維束からなり、歯と骨を一定の弾力性を維持しながら結合している。ここには知覚の受容器があり、歯と歯の接触や食べ物との接触を感じることが出来る。

4　歯の形態学

人類学、中でも自然人類学とか形質人類学とよばれる分野は、人の体の遺物である化石や、現代人の歯や骨、血液などの肉体的形質を調べて、人類の起源や拡散・分布など地球規模での人類の存在の問題を問う学問である。この中で歯の研究は、以下のような理由により重要な役割を果たしている。

①　歯は人体の中でも最も硬い器官で、死後も土中に残り、化石となって古代人の情報を提供する。

②　歯は口腔内に露出していて、直接観察できるので、現代人における変異を容易に調べることが出来る。

③　骨などのように生後の年齢や環境の影響を受けないので、歯の元々の形態は一生変わらず、純粋に遺伝的形質としての分析が可能である。

④　生後における歯の咬耗や歯列の変化など、本来の形態からの変化の程度により、食性などの人為環境を推測することができる。

化石として地中に残るということは、古生物学や人類学での直接的証拠として歯は主役であるということである。魚や恐竜などの脊椎動物の系統発生は歯の化石抜きでは到底成り立たなかったであろう。人類の進化でも歯の果たす役割は極めて大きい。歯の発見が新種の人類の発見につながったことは枚挙に暇がない。後半で述べるようにむし歯やエナメル質減形成などの病理的形態も残るので、古代人の生活復元に歯は非常に役立つ。こういう器官は他の人体の器官には見られない大きな特徴である。

歯の形態の人類学的研究は、大きく分けて近遠心径や頬舌径に代表される計測的研究（メトリック）と、特定の結節や溝が存在するかしないかを、頻度によって調べる非計測的研究（ノンメトリック）がある。前者は定量的、後者は定性的研究である。

(1) 歯のサイズ

現代人の歯のサイズは猿人や原人に比べると、とても小さい。これは人類進化の中で歯のサイズが退化していることによる。しかし、同じ現代人の中でも、歯の大きい集団と小さい集団があり、また集団によって歯種ごとの大小のプロポーションが異なるということもある。

しかし、まず歯の大きさとは何だろうか。身長や体重のように一つの値で体の大きさを代表させることができる計測と違って、歯はたくさんあるので一つ一つ測らないとならない。一つの歯に対してほぼ直交する頬舌径と近遠心径の二つが代表的な計測項目になる。頬舌径や近遠心径のほかにも歯冠の高さ、根の長さなどいろいろな計測値がある。これらも歯の大きさを構成する重要な要素である。どの計測値を使って比較するかにより、結果が違ってくることがある。

二つ以上の集団を比較するときにはこれらの計測値を

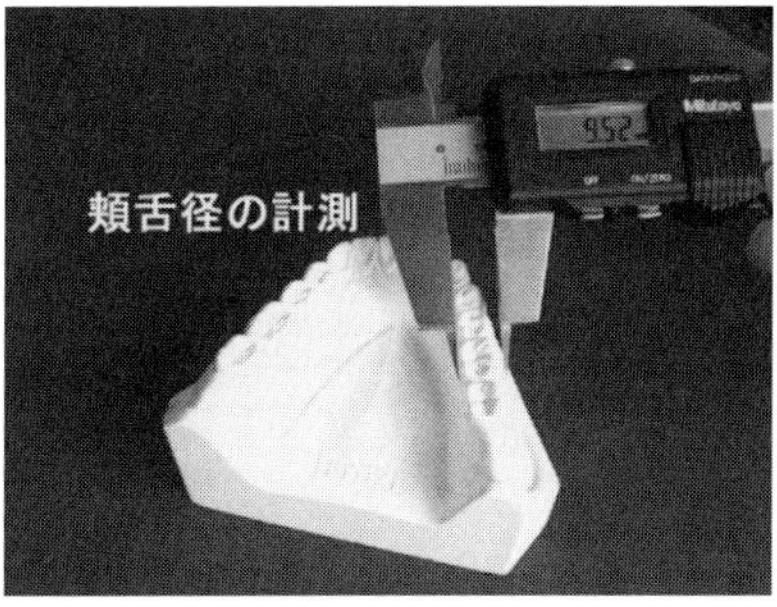

図16　歯の計測とノギス

使って様々な統計を行う。一つ一つの歯を比較して細かい分析をする場合もあれば、すべての歯の近遠心径を足し合わせて一つの代表的値を算出し、それを個人の歯の大きさとして比較する場合もある。今の子供や若い人たちの歯は昔に比べて大きいかどうか調べるというような場合には漠然と歯冠全体の大きさを表す近遠心径の合計値などが使われる。

歯の大きさはノギスという計測器で測る。英語ではキャリパー caliper、ドイツ語で Nonius と綴る。日本語となったノギスはこのドイツ語ノニウスがなまったものである。歯の研究者に使われるノギスは歯に接するクチバシ状の部分が針のように研磨されていて、歯と歯の間に入るようになっている。精度は百分の1ミリまで測れて、デジタル表示される。

歯の計測値は身長や体重と同じように連続量であり、しかも歯の本数が多いので多変量解析という統計法を使うことが多い。例えば、上下の歯の近遠心径を測ってその統計を取る場合、一人で16個のデータがある。百人のデータを取ると千六百個のデータとなる。一集団であればここで各歯の平均値や標準偏差を求めることができる。また、主成分分析という多変量解析を使って、個人ごとに16個のデータをまとめた総合値を求めると、歯が全体として大きい人や歯が小さい傾向にある人などをより分けることができる。さらには相対的に切歯の大きいタイプの人や大臼歯の大きいタイプの人などを抽出することができる。実は、このような手法でいろいろな集団を調べてみると、切歯、犬歯、小臼歯、大臼歯、という解剖学的な区分けと一致したタイプが抽出されることが分かっている。これは各歯のサイズの統計的なばらつき（変異）が歯の発生学的な過程でのばらつきと結びついていることを示しているものといえる。

(2) 歯の計測の新しい方法

歯はいうまでもなく立体的な物体である。立体的なものを計測する際に長さや幅を計るのは歯の持つ形態情報の一部を抽出したものに過ぎない。そこで必要になるのが三次元計測で、現代では様々な方法が開発されている。

モアレ計測

近遠心径や頬舌径のような一次元計測や断面積のような二次元計測に加えて、最近では三次元計測が主流となってきている。その古典的なものとして、二台のカメラで撮影した画像の視差を利用して行う立体写真法があったが、特殊な読取装置を必要とするもので時間と手間がかかり、工学や地理学などでは使われたが、人体の計測には不向きであった。これは静岡人体に本格的に利用されるようになった三次元計測はモアレ法が最初である。

大学の故高崎宏が１９７０年代に開発したもので、一定間隔に並んだスダレを人体表面に投影してスダレとその影の干渉縞を利用して等高線を得るものであった。医療応用として脊柱側湾症の計測や様々な外科手術の術後評価に使われた。一方、人類学分野では骨や歯の計測にも使われ、威力を発揮した。図17は筆者が計測した大臼歯咬合面のモアレ画像である。歯の咬頭や溝の凹凸が等高線表示により視覚的にも容易に分かり、平面上の距離や立体的な奥行きなどが計測できるのである。歯の立体計測の嚆矢としてモアレ法の果たした役割は大きかったが、この方法は純粋に光学的なものであったため、発達しつつあった電子技術とのマッチングが十分にできず、次世代のレーザーやＣＣＤカメラ、さらにはマイクロＣＴに取って代わられた。

マイクロＣＴ

ＣＴ（Computer Tomography）はすでに医療には欠かせ

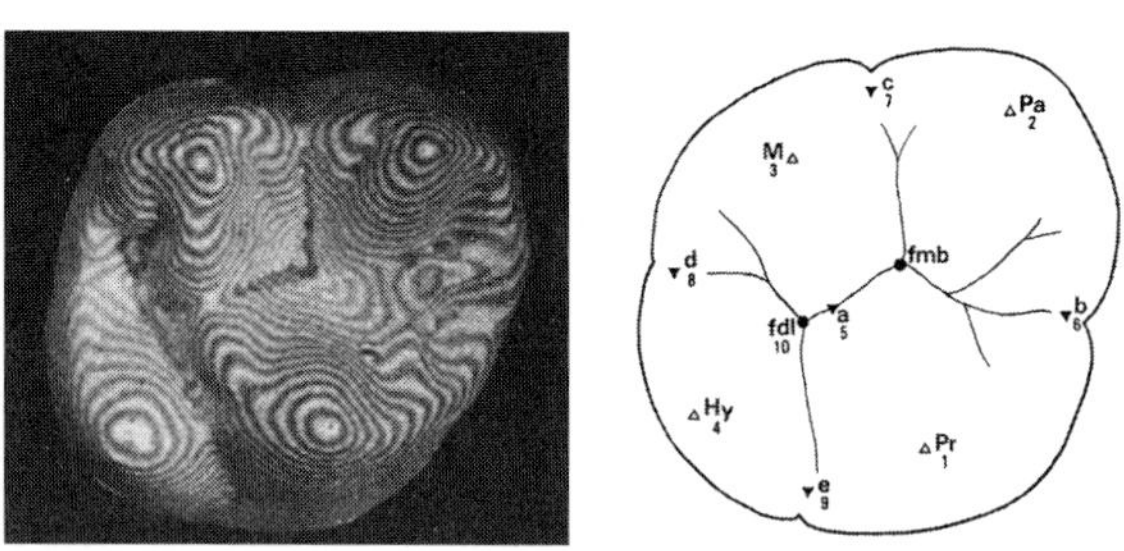

図 17　モアレ画像と歯の地形図

ない強力な武器となって20年以上が経過している。マイクロCTの開発はそれにやや遅れて開発されたが、現在では、医療、精密工業など様々な産業で使われるようになってきた。歯の微細構造の研究にも力を発揮しているが、どのようなことが分かってきたのか、見てみよう。

マイクロX線CT撮影装置は、機械金属製品から電子機器、半導体部品、さらには歯などヒト生体の小器官まで、小型のものであればほとんどすべてのものをμm単位の空間分解能で、内部の検査や解析を非破壊で行うことができる。また、得られたCTデータを応用することにより、3次元表示やCAD化、座標測定、各種のシミュレーション解析へのデータ化、光造形などのデジタルエンジニアリングに利用することが可能である。

これを歯に応用すると、歯を破壊せずにエナメル象牙境や髄腔、歯根管など、その内部構造を3次元的に計測することができるのできわめて有用な装置である。特にエナメル象牙境の形態は、その上に形成されるエナメル質の形態の発生学的な起源を表現するものとして解剖学的に重要である。これまではエナメル質を脱灰してエナメル象牙境を直接観察したり、計測していたために貴重な標本のエナメル質を破壊していたが、CTを使えばそのようなことが無くなるのである。この装置を使って行った研究を紹介しよう。

たとえば上顎中切歯のエナメル表面に見られるシャベル型やダブルシャベル型の形態は、エナメル象牙境ではどうなっているのだろうか。シャベル型切歯は歯の舌側面の辺縁隆線が発達して中央部がくぼんでいるもので、日本人をふくむアジア人では特によく発達している。ダブルシャベルは前から見える唇側面にもその傾向が現れ、中央部がくぼんで見えるものである。シャベル型ほど多くはないが、やはり日本人にはよくある形質である。歯の表面のこのような形は発生の過程で作られるわけであるが、その過程を知るためにはエナメル質発生の原点であるエナメル象牙境の観察が必要である。

マイクロCTで見るとエナメル質表面の辺縁隆線の高まりはシャベル型ではもちろん、ダブルシャベル型の場合でもエナメル象牙境にほとんどの例で見られることが分かった。このことは、この隆線が形態形成の初期からプログラ

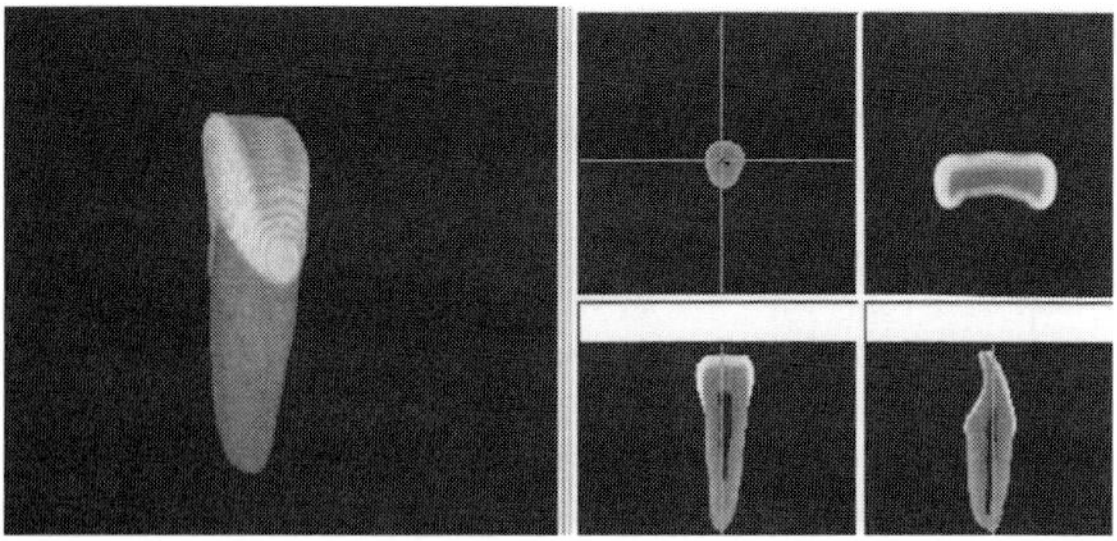

図18　CTによる中切歯画像

ムされていることを示している。佐々木佳世子は、マイクロCTを用いてダブルシャベル型の中切歯を計測したところ、通常のシャベル型だけの中切歯より、エナメル質が厚くなっていることを報告した。このことはダブルシャベル型の中切歯では、辺縁隆線の発達に加え、旺盛なエナメル質の分泌があることを示している。

大臼歯咬合面の形態は複雑な溝や咬頭が存在するが、人類の系統を論じる上で極めて貴重な情報を提供する。河野礼子は、やはりマイクロCTを利用して、咬合面各部の微細形態や、そのエナメル質の厚さや体積を求めるプログラムを開発した。図19は下顎大臼歯の歯冠部エナメル質であるが、いわゆる固有咬合面と隣接部に分けてその厚さや体積を求めることができる。マイクロCTはこのように、肉眼では分かりにくい微細な形態を可視化することができ、ミクロとマクロをつなぐ強力な機器

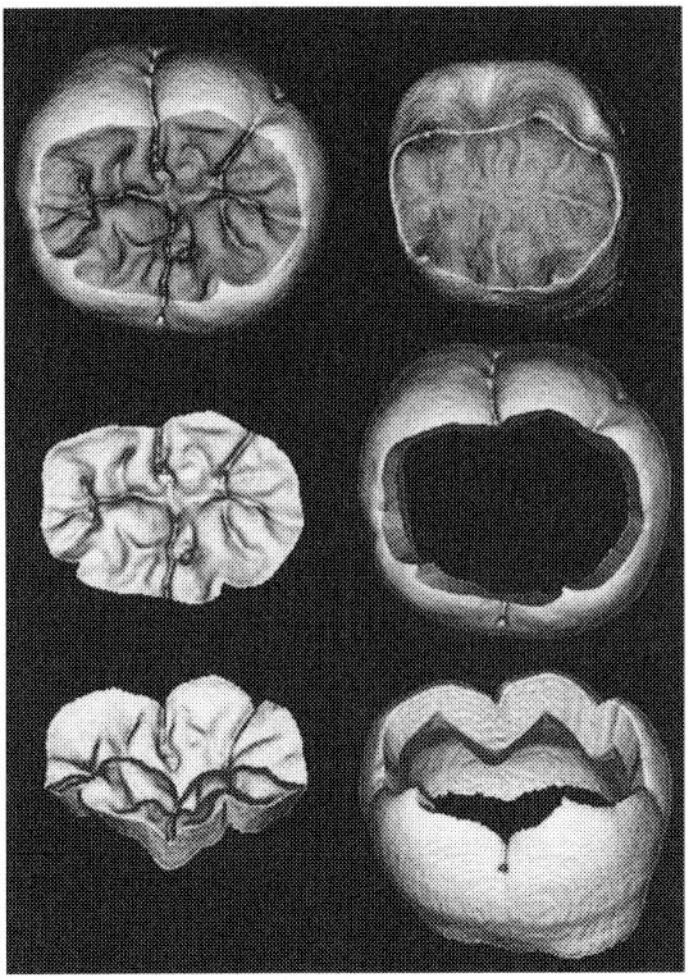

図19　CT画像からの大臼歯エナメル質の抽出
（Kono, R. T.2008による）

として今後の幅広い利用が期待されている。

人類の最も古い祖先であるアルディピテクス・ラミダスの発見に伴い、注目された歯の計測方法もマイクロCTであった。この通称ラミダス猿人は、カリフォルニア大学バークリー校のティム・ホワイトが率いる国際チームに加わって調査をしていた東京大学の諏訪元が、１９９２年にその上顎第三大臼歯を発見したことがきっかけであった。これを契機に、その後多くの歯や全身骨格が発見され、長い調査期間を経て２００９年にその全貌がアメリカのサイエンス誌に掲載された。化石は４４０万年前のもので、身長120センチ、体重50キロで、類人猿とヒトのモザイク的形態を示し、まさにチンパンジーのような動物から人類が分かれてきたという仮説を証明するような独特の身体的特徴を持つものであることが分かった。

ラミダス猿人の歯の特徴として、先ず縮小した犬歯が挙げられる。チンパンジーやゴリラは強力な犬歯が発達しているが、ラミダスはこの段階ですでに人類の特徴の一つである小さな犬歯を持ち始めていたということが分かる。また、エナメル質が薄いことから、昆虫や柔らかい木の実を食べていたことが想像されているが、この特徴はその後の人類がもつ厚いエナメル質を獲得する前の形質として注目される。このような歯の特徴は、マイクロCTシステムによる計測ではじめて分かったのである。歯の計測は初期の一次元的なものから三次元的なものへと進化してきた。将来は光学機器の発達やコンピュータ処理の発展により、さらに精緻な計測が行われることが期待される。

(3)　歯のノンメトリック形質

歯の計測にはこれまで述べたような量的な計測法のほかに、質的な計測法がある。これをノンメトリック計測という。これは歯の表面に現れる微細な形態の発達度を、例えば中切歯のシャベル型の程度を0（なし）、1（痕跡）、2（発達）、3（非常に発達）のようなカテゴリーに分類し、各カテゴリーの頻度をもとに個人差や集団差を解析してゆく方法である。その際、選ばれる形質にはヒトの集団差を良く表す形質が使われる。人類学調査に使われる形質は、切歯や大臼歯に見られるものが多く、小臼歯、犬歯がそれに続く。歯冠だけでなく、歯根の変異にも人種差のあるものが知られている。これらの形質については第三章で詳しく述べる。

カテゴリーの頻度を調べる場合、それぞれの発達頻度を客観的に表現するための基準模型が必要となる。1940年代に発表されたダールバーグの模型は、その代表的なものである。しかし、その後の研究によって不備な点も指摘され、ターナーはこれを改良して、より精密な模型を作り、現在、多くの研究者がこの模型に準拠している。

非計測的形質のいわゆる非連続的データでは、発達度1、2、3のような3つ以上のカテゴリーのある場合は、バラクリシュナン・サングヴィの距離により、各集団の距離（類似度）を求めることができる。また、これらをある発達度の上と下で二分し、「ある」「なし」のような2つのカテゴリーに整理した場合は、スミスの平均距離などの統計解析法を用いて解析する。

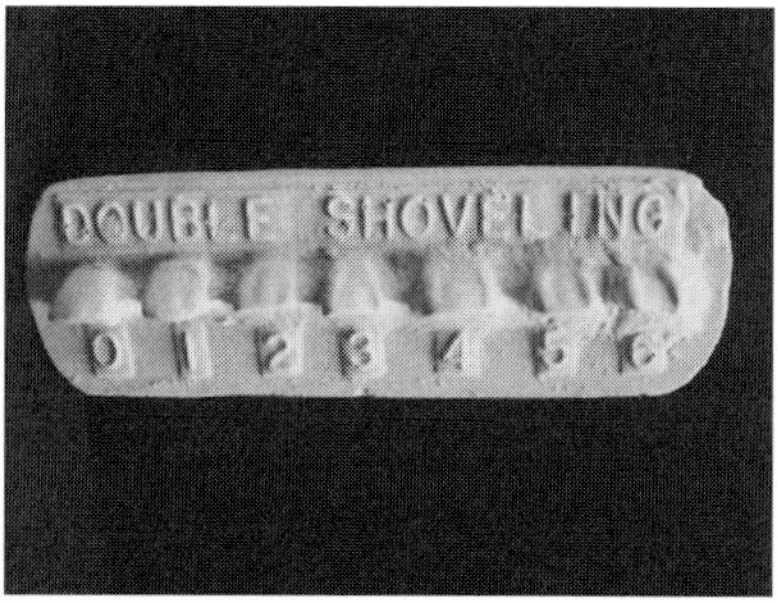

図20　ターナーの模型

5　世界の多様な集団と歯

現在、地球上には50億人以上の人間が住んでいると言われている。高等な哺乳類でこれほど多くの個体数をもつ種はない。また、人間の住む地域は、極寒の地から熱帯のジャングルに至るまで地球上のあらゆる地域に及んでいる。これほど広範囲のあらゆる気候に適応して住んでいる人間の能力には驚かざるをえないが、人間は、それぞれの気候に適応するために、体の大きさ、皮膚の色、毛髪の色、眼の色、脂肪の量、頭の形など、身体のいろいろな部位において適応形態を発達させてきた。歯もその例外ではない。

現生の人類はホモ・サピエンス *Homo sapiens* という単一種である。かつては黒色人種、白色人種、黄色人種といった皮膚色による人種分類がされたことがあった。また、コーカソイド、ネグロイド、モンゴロイド、オーストラロイドといった地域性を加味した分類も長く用いられてきている。このような分類は、人類には遺伝的に優れた人種と劣等な人種がいるという、いわゆる人種主義（racism）的な考えに根を発するもので、人種間の差別、偏見を生みだす誤った考えであることが指摘されてきた。特に我々日本人をふくむアジア人全体の呼称として、モンゴロイドという呼称を使うことには批判もある。モンゴロイド Mongoloid とはブルーメンバッハが作った概念で、モンゴル人のような、という意味であるが、彼はコーカサスをヨーロッパ白人の起源地とした上でこれを原型とし（これにも問題はあるが）、その他の人種はそこから派生した人種と考えていた。その考え方自体が現在では否定されているが、そこには蔑視の感覚があり、例えばその後、今はダウン症と呼ばれている遺伝子疾患に〝蒙古症〟という名前が付けられたのはその表れである。それは、学問の発展の一つの時期の出来事として仕方のないものであったかもしれないが、アジア全体の人々を代表するタイプについて、一地方、一国の集団を代表させることには問題がある。最近では人類学の進歩により、外見上、異なった人種と人種の間にもさまざまな多様性があり、明確な境界線を引くことはできないという研究が多く発表され、人種分類の試みは過去のものとなりつつある。

人種という概念に比べると民族という概念は輪郭がはっきりしている。こちらは、言語や宗教など文化的に区別される集団とされ、いわゆる〝人種〟の中のさらに小さな集団を指す。これらの集団は時間を経るにしたがって隔離現象により身体の特徴も変化してくるので、形質人類学では民族そのものを対象にしてその人類学的特徴を明らかにするというようなアプローチも当然ある。その結果民族と民族の関係、民族の出自などが分かってくる。

古典的な〝人種〟分類

人種分類の不合理性が認識されている現代でも〝人種〟という言葉は、その便利さゆえに、使われることがしばしばある。ここでは1950年代以後定説となった4大人種による分類を紹介しておく。

オーストラロイド大人種
アジアの南東部に住み、長頭で眉上隆起が発達し、濃褐色の皮膚と縮毛をもつ人種で、いわゆるオーストラリア先住民といわれるオーストラリア人種と、スリランカに住むヴェッダ人種の二つがこれに属す。ともにかつては西アジアから東南アジアまで、広範囲に住んでいたものと考えられている。歯は現生人類の中で最大で、とくに大臼歯の大きいことが特徴である。

コーカソイド大人種
ヨーロッパやアメリカにみられる白人を代表とする集団である。皮膚色の濃いものや、アジア・アフリカに住むものもある。一般に皮膚の色素含有量が少なく、体毛は多い。毛髪と虹彩の色はきわめて多様な変異を示す。ヨーロッパの北方人種、地中海人種、イラン以東のインド、アフガン人種などを含む。歯冠サイズは、比較的小さく、高い咬頭と長い歯根が特徴である。

ネグロイド大人種
黒色人種　ともよばれ、濃褐色の皮膚と著しい縮毛が特徴である。強い突顎傾向があり、暑い地域に適応した人種である。サハラ砂漠南方とエチオピア高原以南に住むメラノ・アフリカ人種、コーカソイドとの移行型といわれるエチオピア人種、およびホッテントットやブッシュマンを含むコイサン人種などからなる。歯の大きさは、人種ごとに変異に富んでいる。

モンゴロイド大人種

黄色人種とも言われるが、皮膚色は白色から濃褐色にまで及ぶので、その名称は必ずしも適当ではない。モンゴロイドは体毛の少ないこと、直毛、短頭、平顔、上眼瞼の蒙古ヒダなどが特徴である。シベリアの北モンゴロイド人種、中国の中央モンゴロイド人種、インドネシア人種、ポリネシア人種、イヌイット、アメリカ・インディアンなどアジア・太平洋地域に広く分布している。歯冠サイズは中程度で、短く、シャベル型切歯や下顎大臼歯の屈曲隆線など特徴である。

このような世界各地の〝人種〟がどのように形成されたかは、人類学上の大問題であるが、1つの仮説として、〝多地域進化説〟というものがある。これは現代人がこれまでに知られているそれぞれの地域の原人から進化して、その地域の現代人になったとする説である。しかし、現在ではこの説を支持する研究者は少ない。代わりに支持されているのは、数万年という短い間に、アフリカですでに現代人の段階にまで進化していた集団が、世界各地に拡散して、各地で原人から進化していた人々と置き換わり、現代人の直接の祖先となったとする〝アフリカ起源説〟で、1980年代に遺伝学者らによって提唱されたものである。それは、現代人のミトコンドリアDNAの変異から理論的に計算すると、20万年前のアフリカに現代人のすべての祖先となるべき集団がいたというセンセーショナルなもので、その後、その確かさを証明する研究が多数発表されて、世界中の研究者から多くの支持を集めている。とは言え、多数の原人クラスの化石を出土する中国では、呉新智を中心に〝多地域進化説〟を捨てずに、〝アフリカ起源説〟を取り込んだいわゆる〝ハイブリッド説〟を唱える人類学者も多い。アフリカ起源の新人（ホモ・サピエンス）とユーラシアの原人や旧人集団との間にどれだけの混血があったかは今後の化石の発見や遺伝学的研究の発展に負うところが大きい。

この章のまとめ

この章では歯の解剖学のさわりの部分と人類学の基本的な事柄について簡単に解説した。二章以後の歯の人類学の話を理解するためにはこういった知識が必要になると思われる。歯の形態学は古典的な学問であるが、そこにも新しい遺伝学的研究などの成果が盛り込まれ、名称や概念はすこしずつ変化している。また、コンピュータや計測機器の発達による新しい研究法も入ってきている。そういう変化が全体として徐々にではあるが歯の人類学を推し進める力になっている。

参考文献

Ozaki, T., Kanazawa, E., Sekikawa, M. and Akai, J.: Three-dimensional measurement of the occlusal surfaces of the upper molars in Australian Aboriginals. Australian Dental Journal, 32:263-269, 1987

Kanazawa, E., Sekikawa, M. and Ozaki, T.: Three-dimensional measurement of the occlusal surface of upper molars in a Dutch population. Journal of Dental Research, 63:1298-1301, 1984

Kanazawa, E. and Sasaki, K: Volumetric study of enamel substance in the double-shovel type incisor, 14th International Symposium on Dental Morphology, p15, 2008

金澤英作、関川三男、上明戸芳光、尾﨑公：ニホンザルの歯と顎に関する計測学的研究 II、日大口腔科学、13:138-144、1989

Kieser, J. A.: Human Adult Odontometrics, The study of variation in adult tooth size. Cambridge University Press, 1990

Kraus' Dental Anatomy and Occlusion, second edition, Mosby Year Book, 1992

クリス・ストリンガー、ピーター・アンドリウス（馬場悠男、道方しのぶ訳）人類進化大全、悠書館、2008

Kono, R. T., Suwa, G.: Enamel Distribution Patterns of Extant Human and Hominoid Molars: Occlusal versus Lateral Enamel Thickness, Bull. Natl. Mus. Nat. Sci., D, 34 pp. 1-9, 2008

呉新智：人類進化足跡、北京教育出版社、2002

後藤仁敏・大泰司紀之編、歯の比較解剖学、医歯薬出版、1986

Scott, G. R. and Turner II, C. G.: The Anthropology of Modern Human Teeth, Dental morphology and its variation in recent human populations, Cambridge University Press, 1997

Suwa, G., Kono, R. T., Simpson, S. W., Asfaw, B., Lovejoy, C. O., White, T. D.: Paleobiological Implications of the Ardipithecus ramidus Dentition. Science vol. 326, 2, October, 64-69, 2009

Suwa, G. et al, Paleobiological Implications of the Ardipithecus ramidus Dentition. Science, 326: 94-106, 2009

瀬戸口烈司、ヒトの歯・サルの歯・モグラの歯、歯の人類学のすすめ－1、歯界展望 82 巻 1 号 146 － 155、1993

ソーン、A, G., ウォルポフ , M, H.: 多地域進化説、現代人はどこからきたか、別冊日経サイエンス 108、p54-62, 1993

高橋和人・金澤英作ら編、図説歯の解剖学、医歯薬出版、1986

竹沢泰子、人種概念の普遍性を問う―問題提起、人種概念の普遍性を問う、竹沢泰子編、京都大学人文科学研究所　2003

中学校科学、2 分野上、学校図書、2010

Dean and Aiero, An Introduction to Human Evolutionary Anatomy, Elsevier Academic Press, 2002

Ten Cate, 口腔組織学　第 3 版、平井五郎訳、医歯薬出版、1990

埴原和郎、　歯と人類学の話、医歯薬出版、1992

馬場悠男、人類の食性と咀嚼－適応進化的意義 -、咀嚼の事典、朝倉書店、2007

藤田恒太郎、歯の解剖学、金原出版、1998

ブレイス、L. :「人種」は社会的構築物か、生物学的リアリティか、人種概念の普遍性を問う、竹沢泰子編、京都大学人文科学研究所　2003

ローマー、A. S. : 脊椎動物のからだ、その比較解剖学、平光厲司訳、法政大学出版局、1983

Lombardi, A. V.: Size integration of craniofacial and dental dimensions. The measures of man, 451-464, Peabody Museum Press, 1976

第二章　日本人の歯

日本人の歯のルーツ探しに行く前に日本人の歯とはどのようなものか、じっくりと見てみよう。一口に日本人の歯といっても時代によって違う。特に二千年以上前には日本列島に色々なルートで到達した人たちがいた。現代の日本人はそれぞれの集団の影響を受けている可能性がある。紀元後の日本は人々の大きな渡来や移住はなかったが、日本人の歯そのものが生活や環境によって変化してきた。この章では日本の各時代に見られる日本人の歯の特徴について紹介しよう。

1　旧石器時代

日本列島に初めて人類が到達したのはいつのことであろうか。人間が居たという証拠は石器や土器、住居跡などからわかるが、考古学的証拠からは四万年ほど前からであるとされている。一時、五十万年前の北京原人の時代に匹敵する古い時代の石器が発見されたという報道などもあったが、２０００年に考古学の世界を騒がせた石器捏造事件が起こり、ほとんどの前期・中期旧石器は一人の学者の捏造であったことが判明した。事件は考古学界のみならず、教育界や世間一般に大きな衝撃を与えた。

現在のところ人骨化石から得られたコラーゲンの直接的分析という証拠からは、およそ二万年前という数字が出ている。これは昨年、沖縄県石垣市の新空港建設現場から出土した人骨化石による証拠である。沖縄にはこの他にも骨からの直接的年代測定ではないが、三万二千年前と推定される人骨も出土している。この時代は地球規模の地質年代でいうと、新生代・第四紀の中の更新世という百七十五万年も続いた時代の最後に当たり、後期更新世と呼ばれている。考古学的な時代でいうと、後期旧石器時代である。ナイフ型石器や細石刃等を使い、人々は主に狩猟を日々の生業としていた時代である。土器を伴い、植物採集を行っていた後の縄文時代に先立つ時代である。

港川人の歯

日本の旧石器時代を代表する人骨化石が港川人である。この化石は１９６８－７１年に沖縄本島南端の具志頭村港川の採石場で発掘された、一万八千年前のものといわれる人骨である。人骨の多くは地元の実業家、大山盛保氏によって発見されたが、後に東京大学人類学教室に運ばれ、当時の鈴木尚教授によって基本的整理と同定がなされた。数年後から、港川人骨に関係する研究は分担して実行され、頭蓋は鈴木尚、歯は埴原和郎、体幹体肢骨は馬場悠男と遠藤萬里、地質学は土隆一、年代学は松浦秀治などのその後の日本を代表する人類学者達が担当した。それらの研究結果をまとめた英文報告書は、東京大学総合研究資料館紀要第19巻として、1982年に出版されている。

発掘された港川人の人骨は5－9体分あり、中にはほぼ完全な全身骨格が含まれている。港川人の四肢骨は華奢で短く、身長は男性で153cm、女性で144cmと推定されており、きわめて低身長である。腕の骨は比較的華奢だが、手の骨は大きい。下肢は全般に頑丈で強力な印象がある。このような体つきは狩猟採集に適したものと思われ、日本の縄文早前期人にも共通した点があるといわれている。

図1は港川人第一号男性骨格の頭蓋骨である。人類学の世界では有名な骨で、レプリカ標本は専門の会社で作製し、販売しているので入手可能である。港川人の頭蓋骨

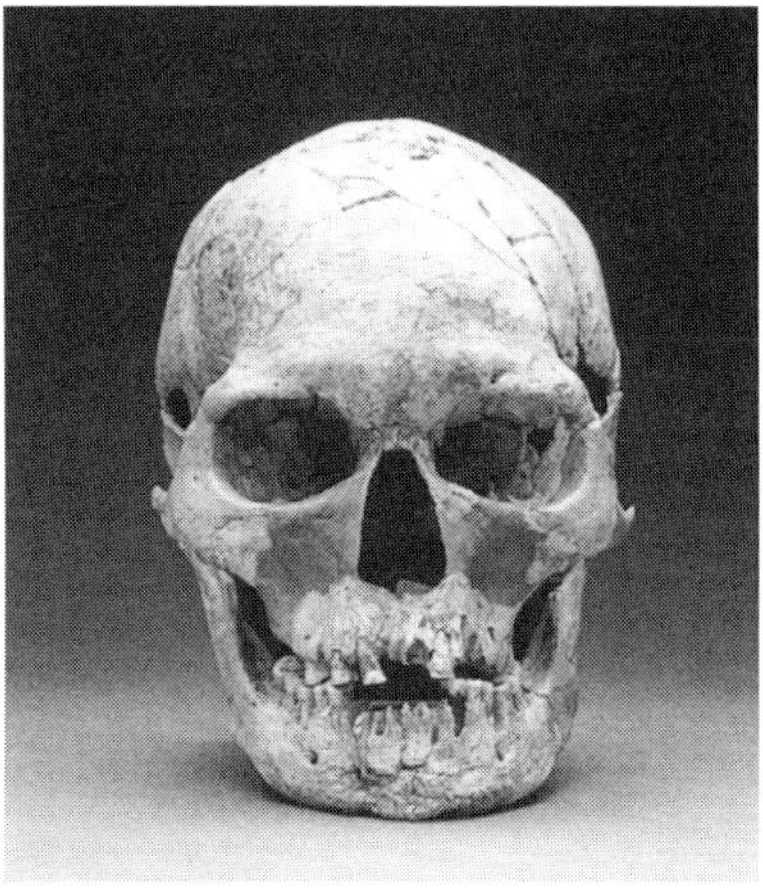

図1　港川1号頭骨（日本人はどこからきたか　1988，より引用）

は頬骨が側方に張り出し、眼窩も低く横長である。鼻根部は強く落ち込み、眉間隆起の発達もよく、全体的に極めて立体感に富んだ顔つきである。頬骨と側頭骨の間には強力な側頭筋があったと思われ、額はその側頭筋付着部が大きいため狭くなっている。このような顔立ちは、港川人が強力な咀嚼力を持っていた人たちであることを思わせる。

港川人の頭蓋骨は中国南部から出土した四万年前といわれる柳江人との類似性が指摘されていることから、海水面が低かった時代に大陸南部から沖縄へ流入してきたのではないかと想像されているが、それより南のジャワ、東南アジアの古人類との関係も指摘されている。一方、後続の縄文人との関係は、計測値からある程度類似性が認められている。低身長で強壮な頭蓋骨をもつ港川人の故郷はどこか、そしてその後の日本人との関係はどうなのか、学会でも論議を呼んでいる。

さて、港川人の歯はどのようなものであっただろうか。1号人骨は上顎骨、下顎骨ともにほぼ完全に残っており、歯もよく保存されている。他に遊離下顎骨が4個発見さ

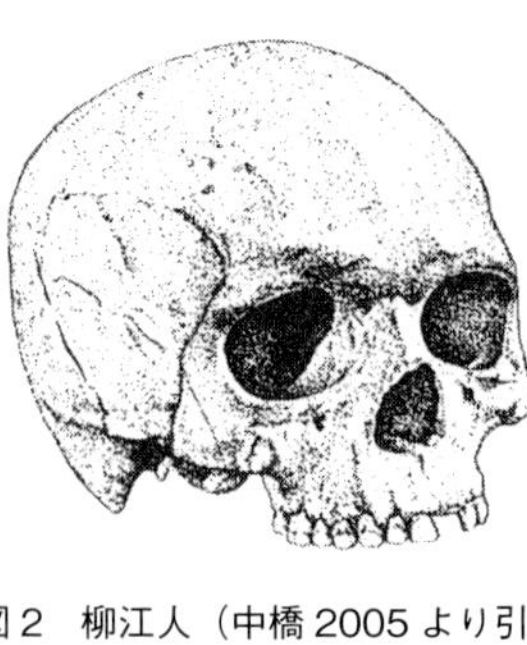

図2　柳江人（中橋 2005 より引用）

れているがその中では女性のものと思われる下顎骨Aの保存状態が比較的良く、この個体には下顎切歯部に抜歯痕らしきものがみられる。

きわめて保存状態の良い1号人骨の上下の歯の咬み合わせは、いわゆる切端咬合（鉗子状咬合、毛抜き状）で上下の切歯が切端で接する咬合である。一般に狩猟採集時代の咬合はすべてこの咬合様式で、まず前歯で食べ物を噛み、一定の大きさに砕いてから後ろへ送るという方式を取っていた。そのためまず切歯が咬耗し、次いで犬歯、小臼歯、大臼歯もそれぞれ咬耗して咬頭を失うので、横から見ると切縁が切歯から大臼歯部まで一直線上にあることが観察できる。弥生以後、現代人にいたるまで、普通は上顎の頬側咬頭が下顎の頬側咬頭の外側に覆いかぶさるので、このような形は見られない。

咬合面を見ると、咬耗のためすべての歯の象牙質が露出しており、その程度は前歯、小臼歯、第一大臼歯で激しい。そのため咬頭の解剖学的形態は消失してしまっているので、咬頭数、溝の形態、小形質の有無などはほとんど観察できない。第三大臼歯は少し退化しているが上下顎とも萌出している。

1号人骨の歯の大きさを計測した埴原和郎は、港川人の歯が現生人類の中ではかなり大きな部類に入ることを指摘している。特に大臼歯の大きさは特筆に価するもので、歯冠の最大膨隆部を超える咬耗や隣接面磨耗があるにもかかわらず、計測値は大きい。例えば上顎第二大臼歯は第一大臼歯よりも大きく、その頬舌径13.4㎜はまず日本人では普通見られない値である。臼歯部に比較すると前歯部のサイズは相対的に小さく、結果として前歯部と臼歯部のサイズが対照的となっている。このような特徴は旧人以前の古いタイプの人類に見られることから、埴原は港川人を古いタイプと新しいタイプの入り混じった形質と結論付けた。

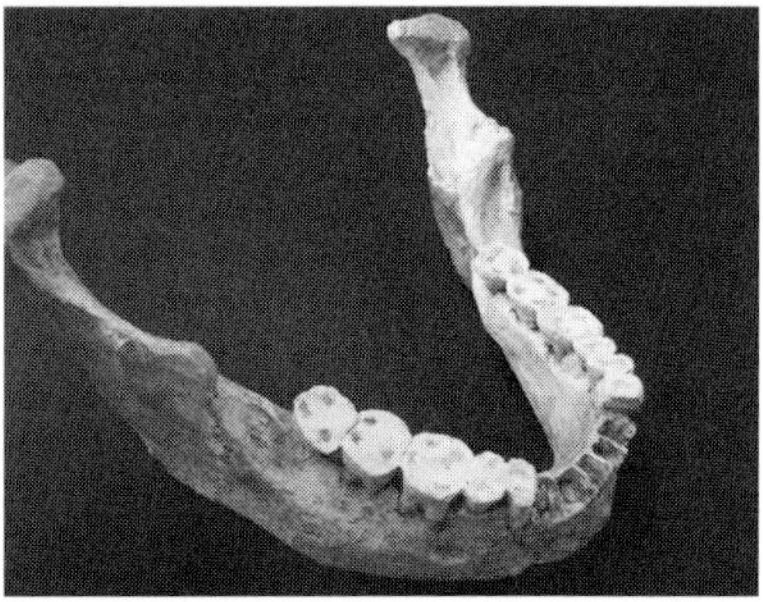

図３　港川１号　咬合面写真

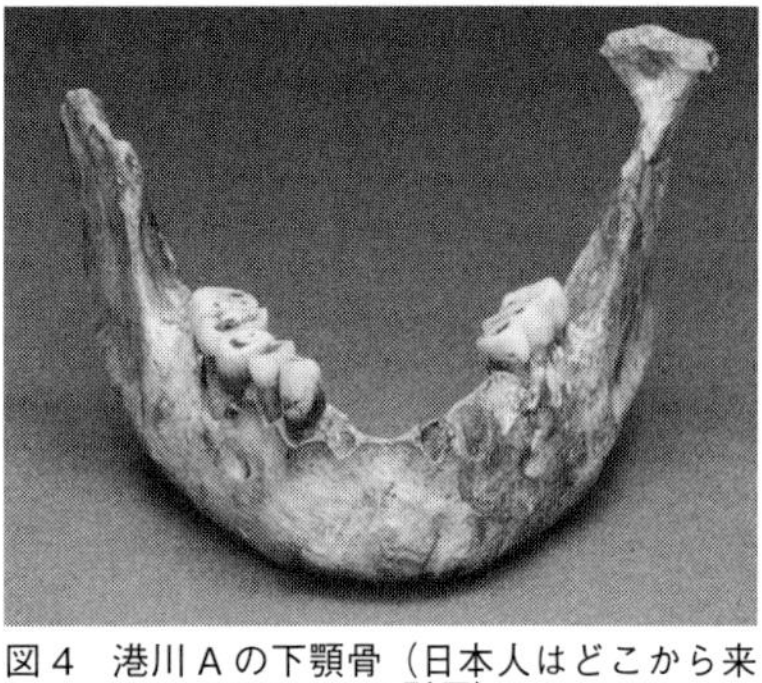

図４　港川Ａの下顎骨（日本人はどこから来たか 1988、より引用）

　遊離下顎骨Aはその形態から女性のものと考えられている。この個体は第三大臼歯が先天欠如している。現代の東北アジア人の第三大臼歯の欠如率は高いが、一万八千年前の港川人でその兆候が見られていることはきわめて興味深い。その他の歯の咬耗は1号よりも少なく、第一大臼歯の溝のドリオピテクス・パターンや第二大臼歯のプラス・パターンなど、歯冠形質がいくらか確認できる。小臼歯は1号よりも大きく、大臼歯は小さい。このような形態は1号とは異なっていることが注目される。

この下顎骨でさらに顕著な特徴は、抜歯の痕と思われる切歯部の形態である。左右の中切歯2本が失われ、抜けた痕の歯槽が無く、吸収されている。側切歯は2本とも抜けているが歯槽があり、死後に紛失したことが分る。他の歯は健全で、中切歯だけが抜ける理由が見当たらない。このような様子からこの中切歯は人為的に抜かれたことが推定されるが、これが縄文時代中期以後に多く見られる儀礼のための抜歯と同じものであれば日本で最も古い抜歯例として注目される。古代中国の抜歯風習も今から七千年前といわれているのでそれよりも古いことになる。

すでに述べたように、頭蓋の計測値やノンメトリック形質から港川人と縄文人の近縁関係が言われているが、歯の大きさや第三大臼歯の欠如のような北方的要素と下顎第二大臼歯のプラス・パターンのような南方的要素のからむ歯の形態からは、縄文人や弥生人など後続の日本列島人との直接的関係を見つけることは難しいのが現状である。

小寺・海部論争

この第1号頭蓋骨については最近大きな論争があった。下顎骨は上顎とうまくかみ合わないので別個体のものではないのかという鶴見大学の小寺春人の論文が解剖学雑誌に発表された。その論旨は、左側第一大臼歯が上下で咬耗パターンが異なること、下顎骨の下顎頭が側頭骨の下顎窩にうまく適合しない（下顎頭間距離が広すぎる）ことなどである。

これに対し海部陽介は、まず、一万八千年ほどを経た化石であるので、変形があること、また発見時に分離していた骨片を復元する際に、正確性を欠いた可能性もあるとの前提で、下顎頭が下顎窩にうまく適合しないのは、このような理由であるとしている。実際、港川1号の場合は、下顎オトガイ部が完全に破損していたことが分っており、そのことが下顎の幅のミスマッチを引き起こしたのではないかと推測している。左右とも個々の下顎頭自体は下顎窩と適合している。

一般に、歯は化石の場合、歯槽骨から遊離していることが多く、それを復元のとき歯槽に入れて糊などで固定する。そのとき、ぴったりとはまることもあるが、そうでない場合はある程度、経験と感で嵌めることになる。また、破損した下顎骨を復元した場合、復元の仕方が完全でないとその上に乗る歯の配列も狂う場合がある。海部は今回、石膏で正確な模型を作り、それを一部切り離して臼歯列を並び替えることにより、左側の大臼歯は上下でぴったりと正常な咬合関係で適合することを確認した。

港川一号の下顎骨の正中部での接合に関しては、最近国立科学博物館の河野礼子がデジタル解析により、コンピュータ内でより正確な復元を試みた。具体的には、左右の破断部分に挟まった「のり」を取り除き、左右に分離して、関節頭を側頭骨の関節窩間幅に合わせて改めてつなぎ合わせるという作業をデータ上で行ったもので、これにより下顎骨は頭蓋にぴったりと適合するようになった。このような一連の再復元の試みにより、これまで一部に疑念をもたれていた港川一号の上下顎不適合問題も一応の解決を見たが、化石資料には常にこのような問題が付きまとっており、資料の適格な収集と

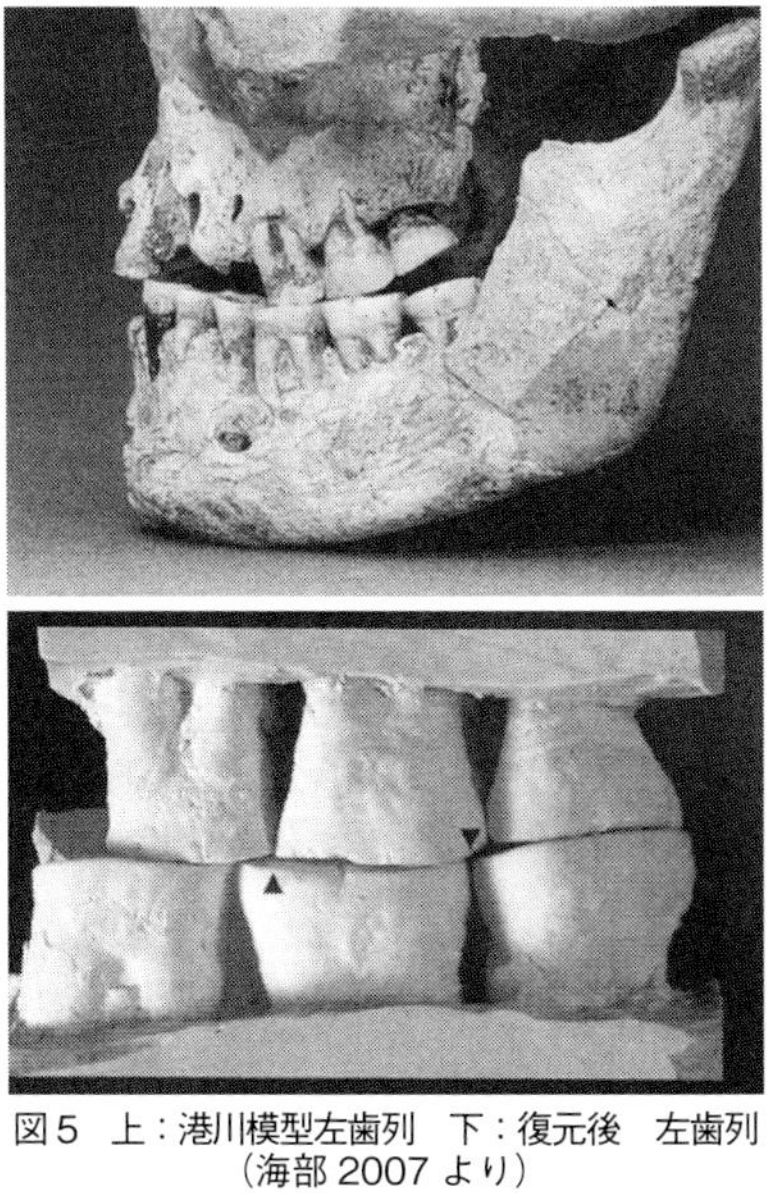

図５　上：港川模型左歯列　下：復元後　左歯列
（海部 2007 より）

正確な復元が改めて重要であることがわかった。

2　縄文時代

日本人の祖先として多くの人が思い浮かべるのは縄文人であろう。今から一万五千年ほど前から日本列島に住み、弥生人が渡来して来るまで狩猟採集生活をしながら、独特の縄文式土器を生み出し、縄文文化を作り上げた人々である。我々のイメージにあるのは竪穴式の住居に住み、木の実を採集したり、動物の狩をしながら生活していた原始的な人々であるが、彼らの歯はどのようなものであったのだろうか。

およそ二万年前ごろから地球は温暖化に向かい、高緯度地方の氷河や氷床が溶け出し、次第に海面が上昇し始めた。大陸とつながっていた日本列島はあちこちで大陸と分断され、文字通り島国の形態をとることに

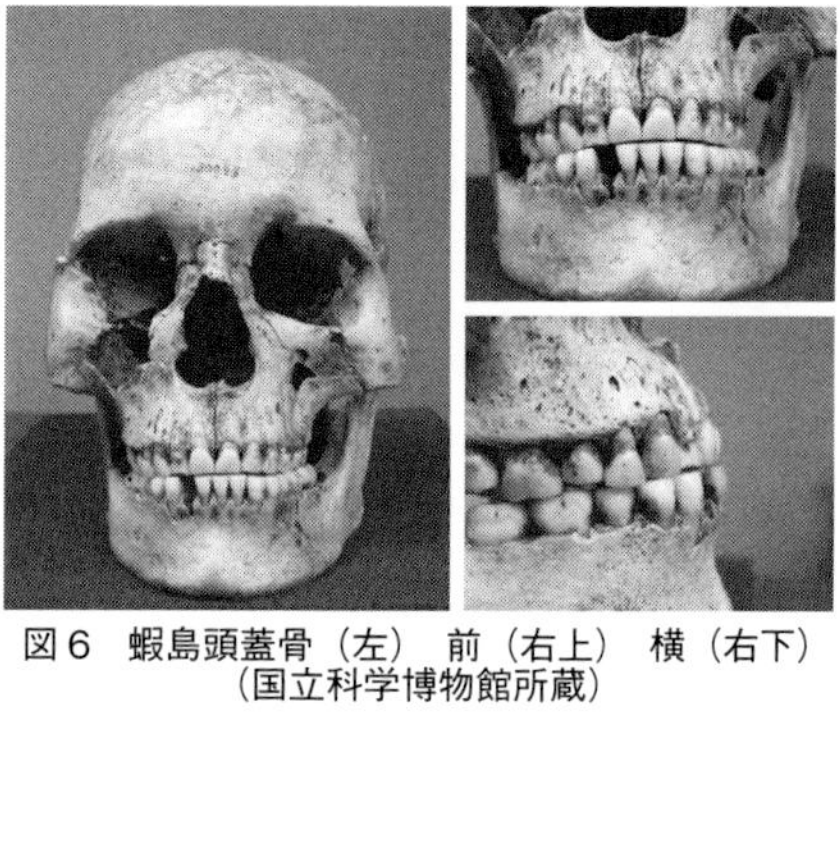

図６　蝦島頭蓋骨（左）　前（右上）　横（右下）
（国立科学博物館所蔵）

なった。縄文時代の始まりといわれる一万三千年前はそのような時期であった。温暖化はさらに進み、今から七千年前には縄文海進と呼ばれる温暖な気候となり、現在の河口からかなり内陸にまで海が広がった。縄文前期の貝塚が、内陸から発見されるのはそのためである。その後、海面は次第に後退し、縄文時代の終わる頃にはほぼ現在の海岸線となったが、縄文時代とは、そのように日本が島国となって、それまで居住していた人たちが狭い列島の中に閉じ込められ、身体的特徴も、文化的特徴も独自のものをはぐくんでゆく時代であった。

縄文時代人の骨

　頭蓋骨を見てみよう。縄文人の頭蓋骨は特に後・晩期では大型で前後径が長い、いわゆる長頭形である。短頭で長い顔の現代人に比べるとだいぶ印象が違う。まず、前方から見ると前頭部や下顎を含めて全体として高径が低い。頬骨は太く、横に張り出すので全体に横幅が広い。眉上隆起は強く膨隆するが、鼻根部はくぼみ、それに続く鼻骨は前方に強く曲がるので上顔部は彫りが深く、立体的な顔立ちである。下顎骨の後方の下顎角は側方に張り出し、いわゆるエラの張ったアゴとなり、顔全体は四角く、力強い印象を与える。眼窩の形は四角く、外側がやや下に下がっている。

縄文人の頭を上から見ると長い卵型である。長径に対する短径の百分率を頭示数というが、およそ75－80で、マルチンの人類学教科書によると中頭型に属する。ちなみに現在の日本人は90－100が多く、これは超短頭に属する。この「超」は今のはやり言葉ではなく、正しい学術用語である。縄文人の頭が長かったことについては、咀嚼力の強さが指摘されている。すなわち、頭の両側に付着する側頭筋が厚くなり、かつ付着面積を広げるために前後に長くなっていたと解釈される。

縄文時代人の歯

さて縄文人の歯の特徴はなんであろうか。歯というものは体の一部であるから、他の器官と同様、親から受け継いだ先天的な形態を持っている。それが一般的な縄文時代の歯のサイズや咬合面の形態などである。一方で、歯が口腔内に露出したときから歯は食べ物や噛み合わせの影響を受けて形が変化してゆく。時にはむし歯であるとか、叉状研歯といって人工的に削ったりするような習慣により、大きなダメージをも受ける事があった。これらの環境による変化をひっくるめて縄文時代人の歯は大変バラエティーに富んでいるといっていいだろう。

縄文人の歯は小さかった!?

すでに見たように縄文人は、身長が低かったとはいえ、頭は大きかった。咀嚼筋も発達していた。狩猟採集生活で得た堅い木の実や魚肉、獣肉を常食としていたことを考えると歯は大きかったのではないかと思う人は多いと思うが、実は縄文人の歯のサイズは、歴代日本列島に住んだ人々の中でもっとも小さいほうに入るのである。これはどういうことであろうか。

歯というものは人類史という数百万年の流れの中で見ると大きなものから小さなものへと退化してきた。アメリカのブレイスらは、原人から旧人のネアンデルタール人へ、さらに新人へと変化する中で歯の大きさの変化があることを挙げ、その要因として、更新世のヒトの祖先は堅い食物を噛み砕くために必要な大きな歯を保持していたが、後期旧石器時代に道具や食物の調理法が急速に発達したことにより､歯の機械的な役割が重要性を失い、ヒトの歯のサイズは減少していったと論じている。アフリカから出て、ヨーロッパやアジアに拡散した新人は、原人や旧人に比べて歯のサイズは小さいとはいえ、さまざまな気候風土に適応し、いわゆるネグロイド、コーカソイド、モンゴロイド、オーストラロイドなどの人種グループを生み、それぞれのグループは、独自の歯のサイズを発達させた。

ブレイスらは日本人の歯を研究し、縄文人の歯がその後の弥生人や歴史時代の日本人より小さいことを見出した。さらに北海道のアイヌの歯のサイズを測り、これが縄文人よりさらに小さいことを見出し、歯が大きいものから小さいものへと進化すると仮定すれば、縄文人がアイヌの祖先になるのではないかと推測した。一方、弥生人は歯が大きいので、同様に歯の大きい現代日本人の直接の祖先であると主張した。

縄文人の歯が小さいことはその後の研究者によっても支持された。松村博文は、北海道、東北、関東、東海、山陽の各地方から出土した中期から晩期の縄文人の歯（三〇〇〇－三〇〇B.C.）を計測し、北方の縄文人が関東以南に比べて比較的小型であるという地理的勾配があることを見出した。また、アイヌはその中でも北海道縄文の歯の大きさに近いことが示された。

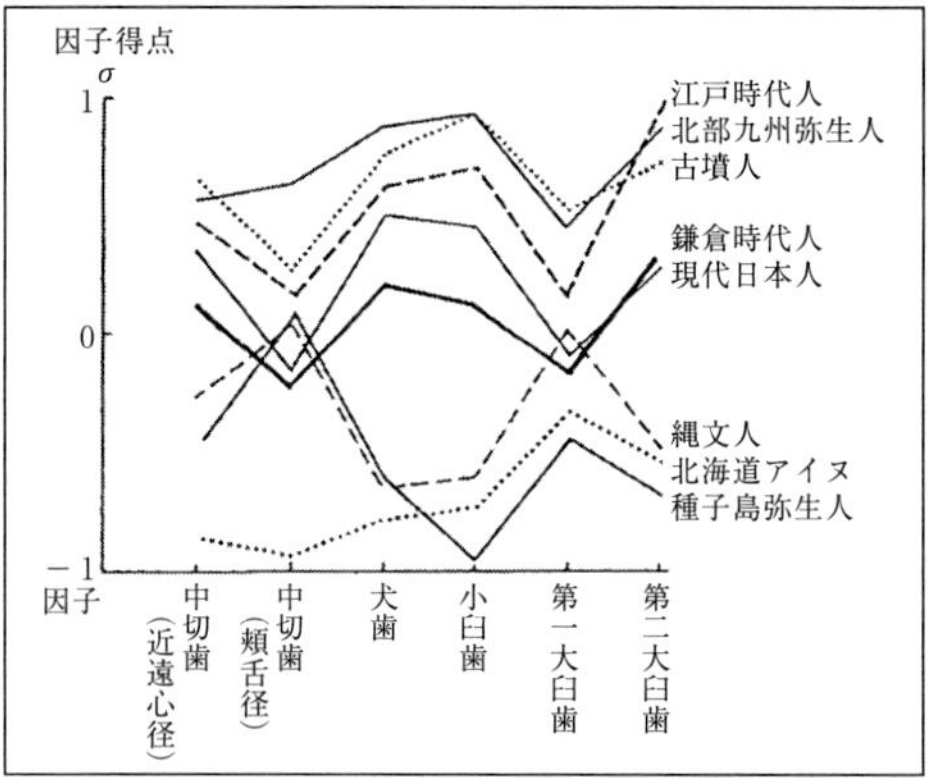

図７　歯冠サイズ（近遠心径）の時代変化
（松村　1993 を改変）

縄文人の歯のサイズにはさらに図7に示すような特徴がある。図は縄文とそれに続く日本の各時代の歯のサイズと各歯の相対的な大きさを示したものである。これによると、全体として弥生、古墳、江戸、現代日本人の歯は大型で、歯列の中では相対的に中切歯、犬歯、小臼歯、第二大臼歯の近遠心径が大きい。それに対し、縄文人、アイヌ人、種子島弥生人では歯が小さく、中切歯の頬舌径や第一大臼歯の近遠心径が大きいという傾向を示している。種子島弥生人というのは弥生時代の種子島の住人を指すが、これは体質的には縄文人であったことがわかる。この図からわかることは、縄文人やアイヌ人はその後の日本列島の人々とは違った歯や歯列を持っていたということである。

咬　耗

縄文人の歯には咬耗が多いのに気づく。すなわち磨り減った歯を持つ個体が多い。頭蓋の形態からも想像される縄文人の強力な咀嚼筋は、固い食物を多数回咬むことへの適応と考えられるが、その結果が歯質の激しい咬耗である。咬耗のできる場所は、上下の歯と歯が直接接触したり、食物を介して接触してできる咬合面咬耗と、隣り合う歯同志の接触によっても生じる隣接面咬耗がある。

小片保は、縄文早・前期人の激しい歯の咬耗は、栄養価の低い線維質の食物を多量に摂取・咀嚼していたためではないかと指摘している。井上直彦によると、縄文前期の咬耗は咬合面、隣接面とも縄文後期のそれを大きく上回り、日本の歴史上最高である。中期から後期についても前期ほどではないが咬耗は激しい（図8）。

縄文人の主食は木の実であった。ドングリ、栗、クルミ、ハシバミなどの堅い果皮をむいて、実をすりつぶし、粉状にしたあと団子を作ったり、クッキーを作ったりしていた。副菜としてはさまざまな山菜、肉類、貝類を食べていたが、調理法は今から比べればはるかに原始的で、多数回の咀嚼を必要とし、歯にかかる負担も大きかった。縄文人の歯はほぼ水平に磨り減っており、現代人のような咬頭の嵌合関係はない。どのような過程を経てこの咬合が形成されるのか、海部は次のように述べている。

咬耗の激しい人類集団では、前歯部の咬耗が進行した場合、（通常前方に傾斜している）

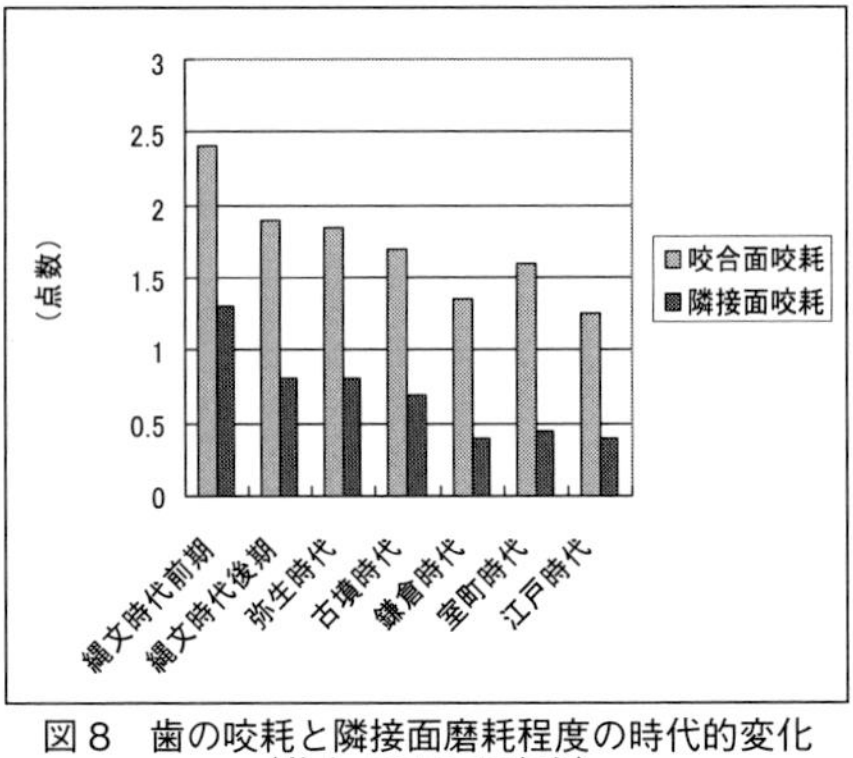

図8　歯の咬耗と隣接面磨耗程度の時代的変化
（井上 1988 を改変）

前歯が後方へ傾斜し、その歯軸が歯列に対して直立するように変化する。前歯の傾斜変化量は下顎歯よりも上顎歯で大きいため、これに伴ってオーバージェット（上顎前歯の水平方向の突出程度）が減少して鉗子状咬合が達成される。

現代のようにあらかじめ噛みやすく加工してある食品を口にする我々は前歯を使って果実の皮をむいたり、骨付きの動物の肉をちぎったりすることはほとんどなくなったが、縄文時代では食物はまず、前歯を使って細かく切られた。それがまず前歯部の切端咬合を完成させ、さらに後歯を使って咀嚼を行うことにより歯列全体の咬耗が進んでいった。それにより、歯の咬頭は次第に失われ、20歳ぐらいでは歯冠の半分以上が磨り減ってしまっていた。咬耗は咬合面だけでなく、隣り合う歯と歯の間にも起こるので、結果的に歯は前方移動により、全体として前のほうに集まり、第三大臼歯の生える歯槽部後方のスペースは十分確保された。縄文時代人の第三大臼歯の萌出率が高かったのはこういう理由も考えられる。

歯の咬耗が進むと表面を覆っているエナメル質の下の象牙質が見えてくる。さらに進むと歯髄に達するが、咬耗の進行とともに歯髄側に二次象牙質が形成されて、露髄（歯髄の開放）を防ぐ機構が働く。結果的に咬耗がさらに進むと咬合面のほとんどは平らな象牙質となり、周辺にわずかなエナメル質が残ることになる。このような激しい咬耗を現代人にみることはほぼ不可能である。

咬み合わせ

このような激しい咬耗は歯並びにも大きな影響を与えている。現代人の歯並びを研究する矯正学という分野では現代人からはかけ離れている縄文人の歯列を研究することにより、現代人の歯列の特徴をより科学的に理解しようという試みが行われている。日本大学の葛西一貴は、縄文人の下顎骨の計測や歯列のCT断層撮影を行い、現代人と比較したところ、興味深い結果を報告している。

図9は縄文時代人と現代人の下顎骨を横から見たものである。下顎骨は横から見るとL字型をしているがその縦棒の顎関節に近い部分を下顎枝といい、横棒の歯を支える部分を下顎体という。縄文人は下顎枝の部

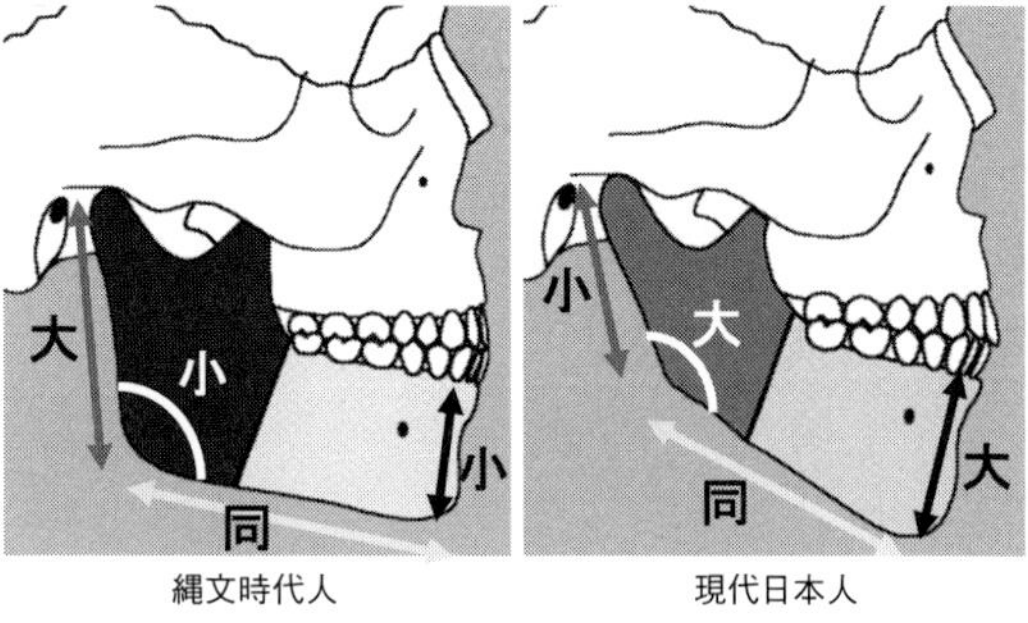

図9　縄文時代と現代日本人の下顎骨の違い
（金澤・葛西 2010より引用）

分が長く、太い。一方、現代人は短く、細い。下顎体の部分はほぼ同じ長さであるが、現代人は前に向かって下に下がっており、結果的に二つの部分でなす角度が広がっている。また、下顎体先端のオトガイの部分は縄文人で低く、現代人で高い。一見して、頑丈な下顎骨が縄文人、華奢で弱弱しい下顎骨が現代人であることが分る。このことはレントゲン写真からも分る。図10は縄文人骨と現代人の頭蓋骨の典型例を示したものであるが、下顎骨の形ばかりでなく、前歯の咬み合わせが縄文人では鉗子状咬合、現代人では鋏状咬合である事も分る。

さらに切歯を含むオトガイ部の断面を見ると縄文人では切歯が直立して、切縁が水平に磨耗しているのに対し、現代人では歯が唇側に傾いて、咬耗がないことも分る。この傾きが前歯の咬み合わせの違いでよく分る。

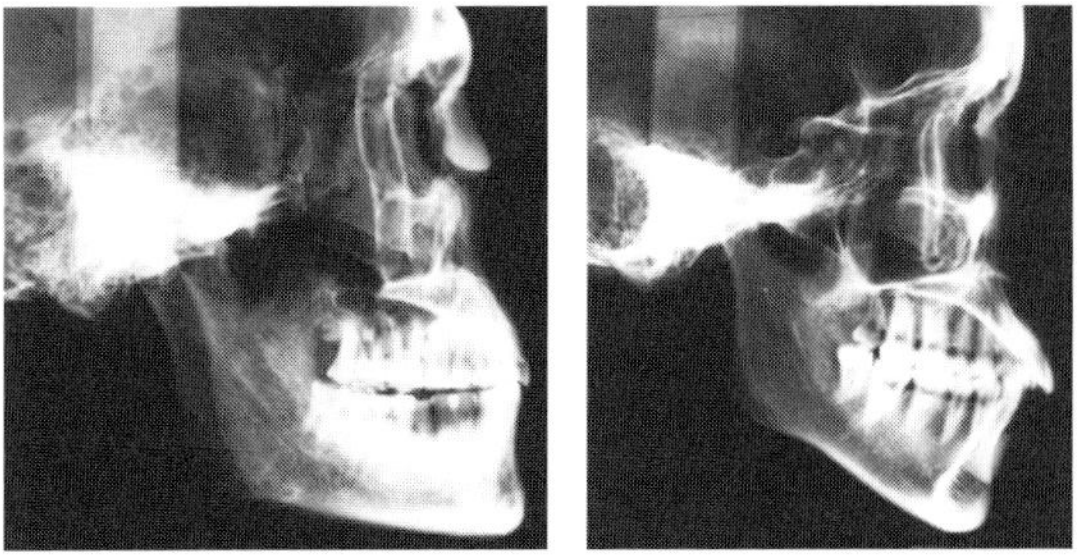

縄文時代人（鉗子状・切端咬合）　　現代日本人（鋏状咬合）

図10　縄文時代と現代日本人のセファログラム
（葛西ら 2002 より引用）

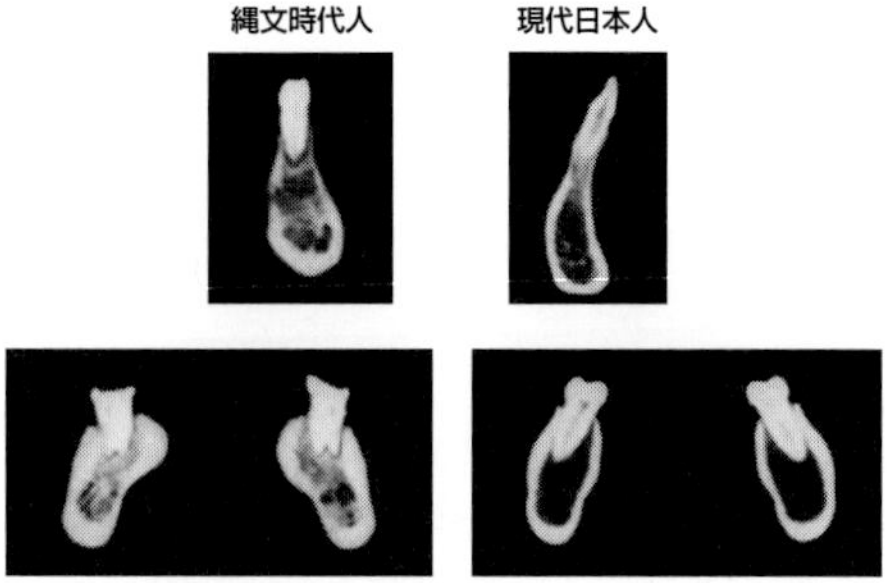

上、下顎中切歯部縦断面、いずれも右側が唇側面
下、下顎第一大臼歯部前頭断面、歯の傾きに注目
図 11　縄文人と現代人の歯の植立状態の比較
（葛西ら 2002 より引用）

図11は左右の第一大臼歯部分を前頭断したCT写真である。左右の下顎骨の断面とその上にある大臼歯の断面が見えるが、まず第一に皮質骨の厚さが縄文人で圧倒的に厚いことが分る。骨内部の海綿質も縄文人では密度が濃い。さらに植立する大臼歯は縄文人では直立しているが、現代人では舌側に傾いている。結果的に左右の大臼歯は近づき、歯列の幅が狭まっていることが分る。縄文人の臼歯がなぜ直立しているのか。そのメカニズムは次の通りである。

咬合に際して、下顎大臼歯は上顎大臼歯に対して下外側から上内側へ向かって長楕円形のグラインディング運動をするが、そのときに下顎大臼歯の機能咬頭と呼ばれる頬側咬頭と上顎大臼歯の機能咬頭と呼ばれる舌側咬頭がぶつかる（図12）。その際水平方向への応力は、下顎の場合は頬側へ、上顎の場合は舌側へかかり、結果的にそれぞれの歯を直立させる方向に働く。ヒトの下顎臼歯は舌側方向に萌出し、咬合、咀嚼機能や舌の運動の影響を受けて次第に頬側方向に直立してゆくことは歯科学的に立証されている。つまり縄文時代人は強い咀嚼力を持っていたため下顎臼歯は萌出後、徐々に頬側方向へ直立するが、一方、軟食化が進み、あまり咀嚼運動や臼摩運動をしなくなった現代日本人では、頬側への歯軸の変化は少ないといえる。

むし歯

縄文人とむし歯というと、縄文人にむし歯があったのですか、と質問される人が多い。原始生活とむし歯は無関係と考える人が多いようである。ところが事実はそうではない。縄文時代の中期の骨格標本を見て行くと、むし歯の痕を多数見ることができる。これはどういうことなのか、探ってみよう。

日本の人類学者の中でむし歯の研究に先鞭をつけた元札幌学院大学の佐倉朔は、一人当たりのむし歯の数の平均値を日本の各時代で調査し、図13のような頻度分布を示すことを

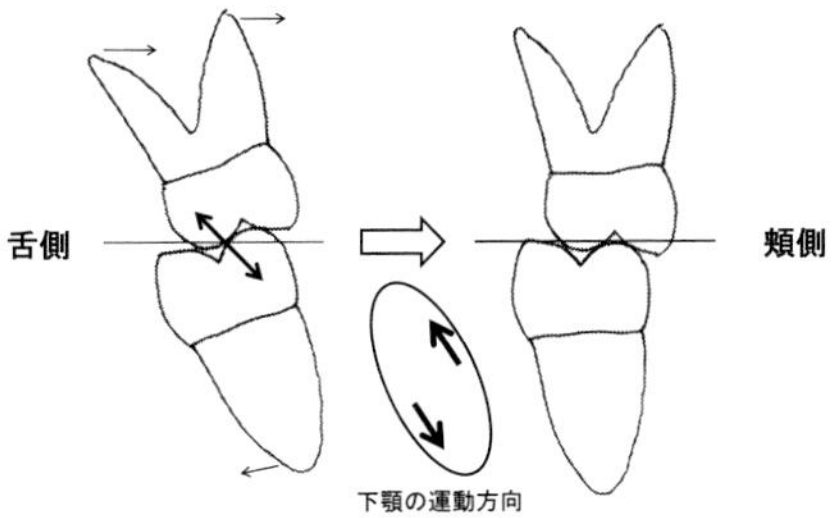

図12　大臼歯部の直立へのメカニズム

明らかにした。現代（昭和）の高さが突出していることは特に驚くに当たらないが、意外なのは縄文の頻度である。それは古墳時代より高く、鎌倉時代に匹敵している。

縄文時代といっても一万年以上も続いた長い時代なので、その文化も初期と晩期とでは当然異なっている。むし歯の古病理学を研究している新潟看護大学の藤田尚によると、縄文時代のむし歯は草創期には少なく、晩期に向かって増加していることが分った。縄文時代はふつう六期に分けられるが、各期の人骨のむし歯率（調べたすべての歯に対するむし歯を持つ歯の本数の割合）を調べてみると、遺跡によって多少違いはあるが、早期では0.0％、前期では0.0％から6.6％、中・後期では4.6％から9.0％、後・晩期では10.4％から14.1％、縄文時代平均で8.2％という数字が出ている。ほぼ時代の進行とともにむし歯率も上がっている。早期や前期にむし歯が少なかったのは、食用利用しにくい照葉樹林が日本

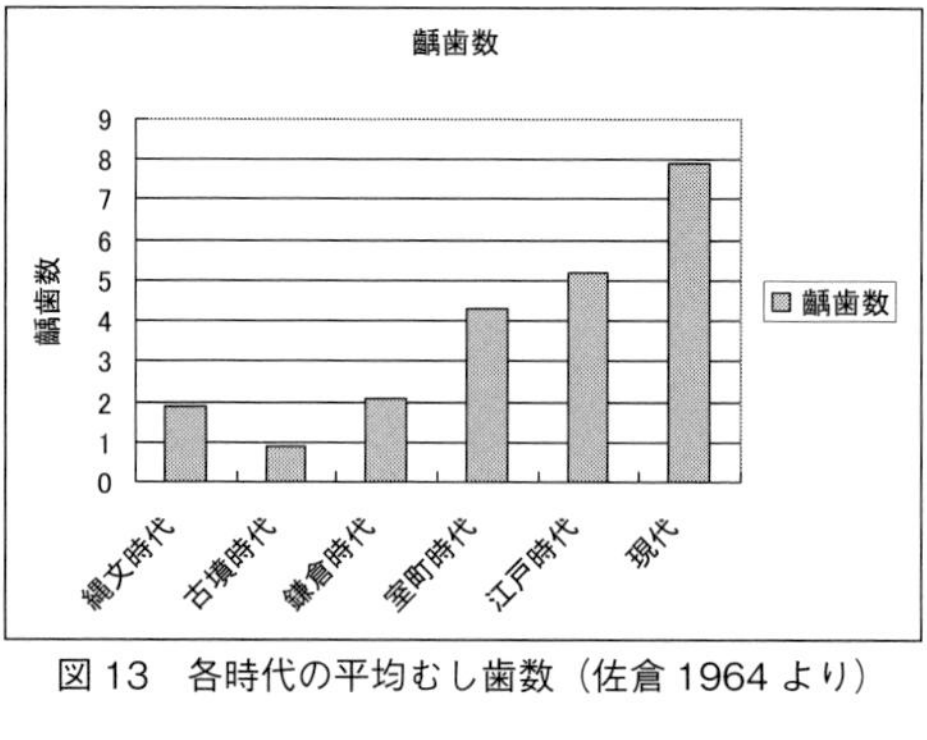

図13　各時代の平均むし歯数（佐倉1964より）

全体を覆っていた時代であり、中期以後落葉広葉樹による森の恵みを享受できた縄文人に比べ、植物食には恵まれていなかったと推定される。縄文中期以後はドングリのような堅果類に対し、アク抜きという技術が確立され、木の実が容易に食べられるようになると、歯に残った澱粉がむし歯の原因となったことは、容易に推定される。

同じ縄文時代でも北海道ではむし歯の頻度が低かった。北海道におけるむし歯の頻度の時代的推移を研究した大島直行によると、縄文時代は2.18％で、本州の弥生時代に当たる北海道の続縄文時代でも0.49％であった。これらの数値は先にあげた本州に比べると著しく低く、当時の北海道の縄文人が本州とは文化を分かち、食料の多くを海産動物に頼っていた可能性が考えられる。

海外に眼を向けてみると縄文人の平均むし歯率は、同じく狩猟採集民といわれるオーストラリア先住民やアラスカのイヌイットなどに比較しても高い。これは縄文人が植物食を多用していたこと、さらにはその調理法が発達していたことと無関係ではあるまい。むし歯率が弥生時代に向けて次第に上がってくるのは、農耕を主体とする時代への移行期であったことを意味するものかもしれない。

この縄文人のむし歯を良く見ると、現代とは発生する部位が異なることがわかる。我々現代人では口腔に露出したエナメル質の部分にむし歯ができるのがふつうである。咬合面の溝や隣接歯との間に食物残渣がたまり、口腔内細菌の働きによりそれらが分解されて発生する有機酸がエナメル質を溶かす、というのが普通のむし歯の発生機序である。ところが図14に示すように、縄文人では咬合面や隣接面には少なく、隣接根面や頬側根面のように歯根部のむし歯が多いということである。これはどういうわけであろうか。

縄文時代には歯磨きの習慣などはなかったので、口腔内は現代より不潔であったことは間違いない。特に唾液の届きにくい頬側面や食物残渣の挟まりやすい隣接部は不潔になりやすかった。加えて、歯周ポケットの不潔により歯周病になると歯槽骨の退縮が起こり、歯肉も次第に退縮する。歯根は通常、歯肉に保護されてその下に隠れているが、これが口腔内に露出するとセメント質で被われている歯根部はエナメル質よりも

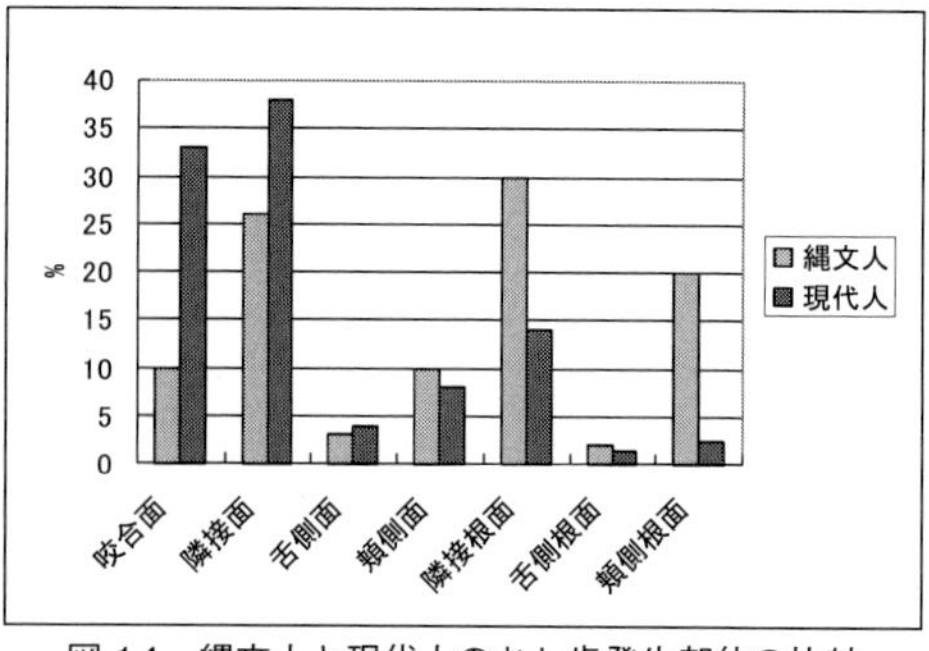

図14　縄文人と現代人のむし歯発生部位の比較
（藤田尚2001より）

構造的に弱いので、簡単にむし歯になる。さらに加えて驚くべきことは、先に述べた咬耗の影響である。縄文人に特徴的である激しい歯の咬耗は、小臼歯や大臼歯の咬頭を急速にすり減らしてゆく。咬頭と咬頭の間の溝は咬頭があれば深いが、咬頭がなくなってくると浅くなり、ついには消えてなくなり、歯は平らな平面になってしまう。すると、むし歯は発生場所を失い、咬合面にはそれほど多くのむし歯は見られないことになる。縄文人でも若い個体では咬合面のむし歯が見られる。しかし、ある程度年齢が進むとむし歯の進行よりも早い咬耗の進行がむし歯すら消し去ってしまうというのである。

図15は歯根面のむし歯がもとで、歯槽骨にまで病変が及んだ症例である。根面のむし歯、吸収された歯槽骨、下顎体にまで及ぶ膿瘍による骨吸収を見ることができる。このような激烈な症例は現代ではまず目にすることはないが、これが原因で死に至ることも十分考えられるほどの重症である。九州大学の中橋孝博は、

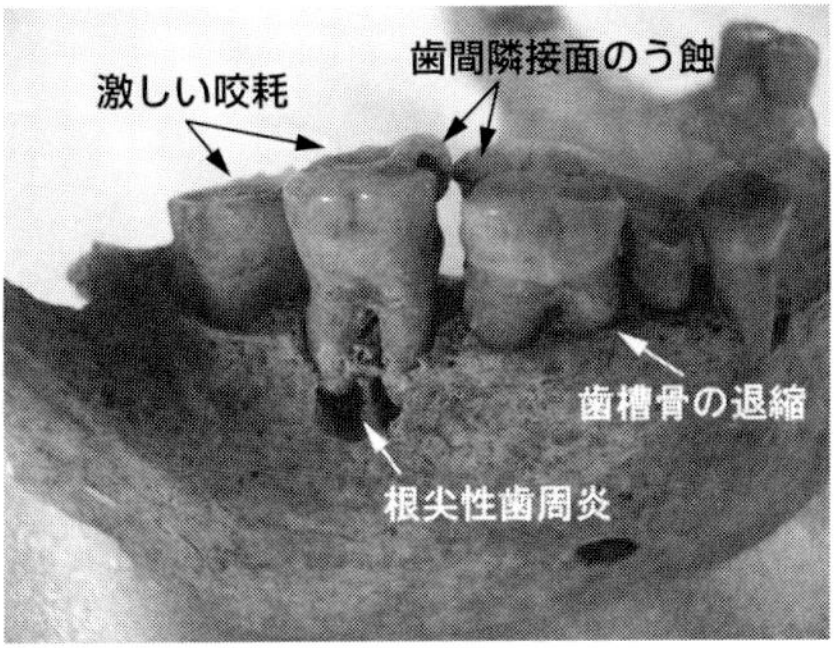

図15　縄文人の根面齲蝕
(国立科学博物館所蔵標本)

次のように指摘している。まだ抗生物質が発見される以前の統計によると、むし歯を放置したためにその炎症が顎の奥にまで及び、不幸にして髄膜炎や口峡炎などを起こすと、その死亡率は50パーセントを超えたという。縄文人にとってむし歯や歯周病は、死につながる危険な疾患の一つだったのである。

このような縄文人のむし歯や咬耗を見ると縄文人がいかに厳しい環境にいたか想像される。今後も縄文人のむし歯の研究からその生活の解明や寿命の推定などが進むよう期待したい。

抜歯

縄文にはさらに歯に関する不思議な習慣があった。抜歯である。ただしこれは歯の治療のためではなく、健全な歯を引き抜く風習的抜歯である。縄文時代の後半期から弥生時代にかけて全国規模で行われるようになった。現代の歯科学から見ればなんとも無謀な習慣ではあるが、当時の人々にとっては重要な儀式のひとつであった。また、このような習慣があったことにより、縄文時代や弥生時代の人々の精神世界のあり方や移動のあとを知る手がかりを得ることができたことは大きな副産物であった。

このような習慣は世界の各地で見られる。オーストラリア原住民は最近まで抜歯を行っていた。筆者はオーストラリア・アデレード大学で50年ほど前に原住民の抜歯の様子を撮影したフィルム映像を見たことがある。他にも、台湾・南シナ・インドシナ・マライ・ポリネシア・アフリカなどの原住民に、広く行われていたようである。歴史的にはすでに述べたように港川人にもそれらしきものがあり、また、アフリカなどでは1万年以上前の中石器時代に抜歯例が確認されている。日本の縄文時代では後・晩期から盛んになり、岡山県の津雲、愛知県の吉胡などから出土した人骨には多数の抜歯例が見られる。

縄文時代・弥生時代を通して、風習的抜歯は、切歯・犬歯・第一小臼歯である。これは、他者から見て即座にわかる範囲の歯が対象となったことを示している。図16の写真で生前に人為的抜歯された箇所と、死後に抜け落ちた箇所が区別できる。生前に抜けると、歯がなくなったあとの歯槽は骨組織の再生機転により閉鎖し、周囲の骨質も吸収されていわゆ

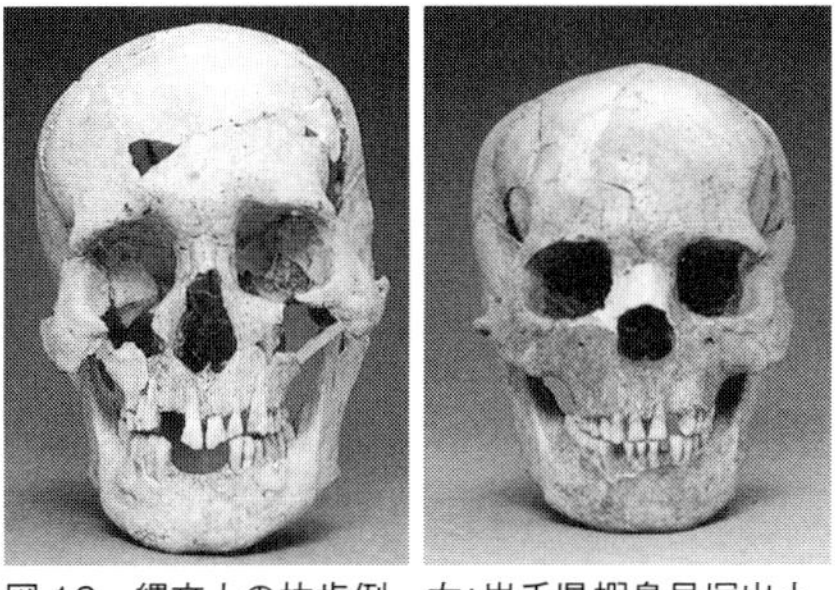

図16　縄文人の抜歯例　左：岩手県蝦島貝塚出土、右：千葉県堀之内貝塚出土
（国立科学博物館110周年記念・日本人の起源展資料より）

る歯槽骨がなくなる。一方、死後に骨格として掘り出されたときに、歯槽から抜け落ちたりした場合は、明瞭に歯槽部の大きな穴が残るので生前抜歯でないことは一見して分る。問題はむし歯や歯槽膿漏などによる病的な歯の生前喪失である。この場合、局所的に見ると風習的抜歯との区別は難しい。しかし、風習的抜歯は左右対称に行われたり、隣り合う複数の歯を抜去することが多いので、そのようなパターンが見られたときには風習的抜歯と判断するのである。

国立歴史民俗博物館の春成秀爾によると、抜歯には成人式、婚姻、服喪など人生の節目において行われたという。成人抜歯はおよそ15歳前後であるが、一人前の大人としての労働・戦闘の能力があるかどうかを、定められた苦痛を与えることによって社会的に試し、判定を下すところに求められるという。その際の抜歯は上顎犬歯が多かったという。さらに婚姻に際しては下顎犬歯および切歯、上下顎小臼歯は近親者の服喪に際して抜かれた。多い場合には14本も抜いた人骨が発掘されている。このような抜歯の様式については関東以西各地での縄文時代晩期の埋葬人骨の抜歯例をもとに図のように模式化される。

基本型は、左右の犬歯2本だけを抜く型で、さらに、下顎犬歯を抜く犬歯系列と下顎切歯を抜く門歯系列がある。この2つの系列は、埋葬の仕方などからみて、葬られた人の出

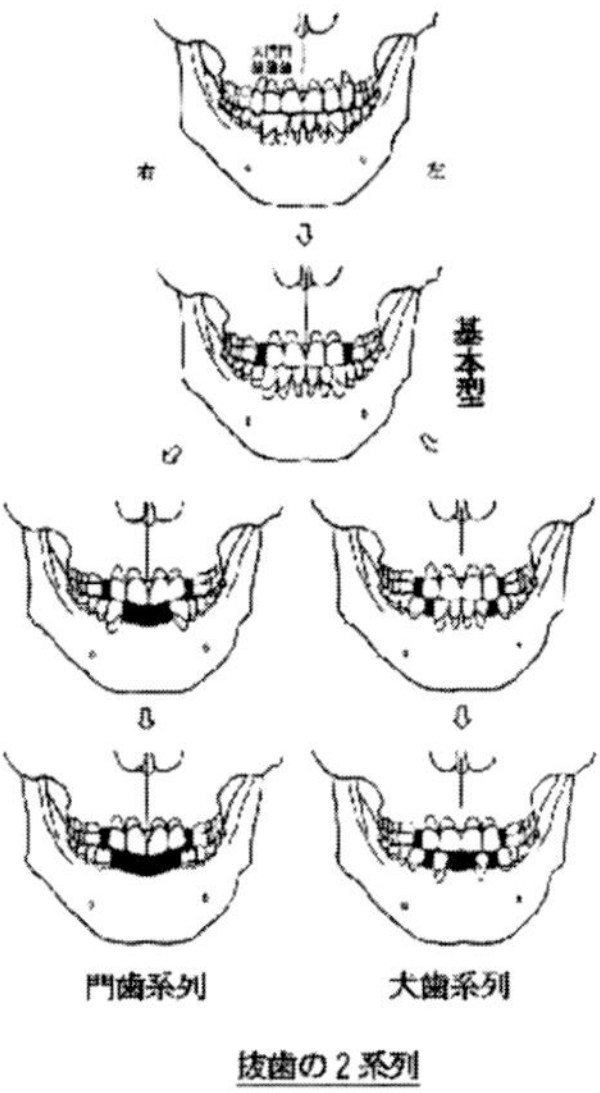

図 17　抜歯の様式
４Ｉ系
上の犬歯→下の中切歯４本→下の左右の犬歯
２Ｃ系
上の犬歯→下の左右の犬歯→下の中切歯２本
(年をとるごとに、この順で歯を抜いていく)
(春成 1973 より引用)

身や生まれの違いを示しているという。

縄文社会に流行した風習的抜歯にはここで述べたようないわば定説ができてはいるが、集団内で抜歯をしていない、すなわち通過儀礼を通っていない例も多いことや、集団によって抜歯形式が大きく異なっていることなども指摘されており、今後もまだ風習的抜歯には研究の余地がありそうである。

叉状研歯

抜歯と関連する歯牙変形のなかで、叉状（さじょう）研歯という特殊なものも見られる。上顎の中切歯や側切歯のエナメル質に縦方向の溝を作り、フォーク状にしたものである。東京帝国大学解剖学教授、小金井良精らが一九一九年に大阪府の国府遺跡より発掘し、報告したのが最初で、以後、愛知県伊川津貝塚や吉胡貝塚などの出土人骨を中心に、約30例の報告がある。加工は唇側面から始まり、深くなると舌側面に及び完全なフォーク状となる。切歯の加工に加えて、上顎犬歯や下顎切歯の抜歯も行っているケースがほとんどである。例数は抜歯に比べると圧倒的に少なく、何らかの特殊な意味をもっていたと推察されている。古くは魔術師のような特殊人物、あるいは種族の有力者などの説があったが、春成秀爾は、特別の血統に属し、種々の儀礼における集団の指導者、あるいは対外的な代表者と推測している。

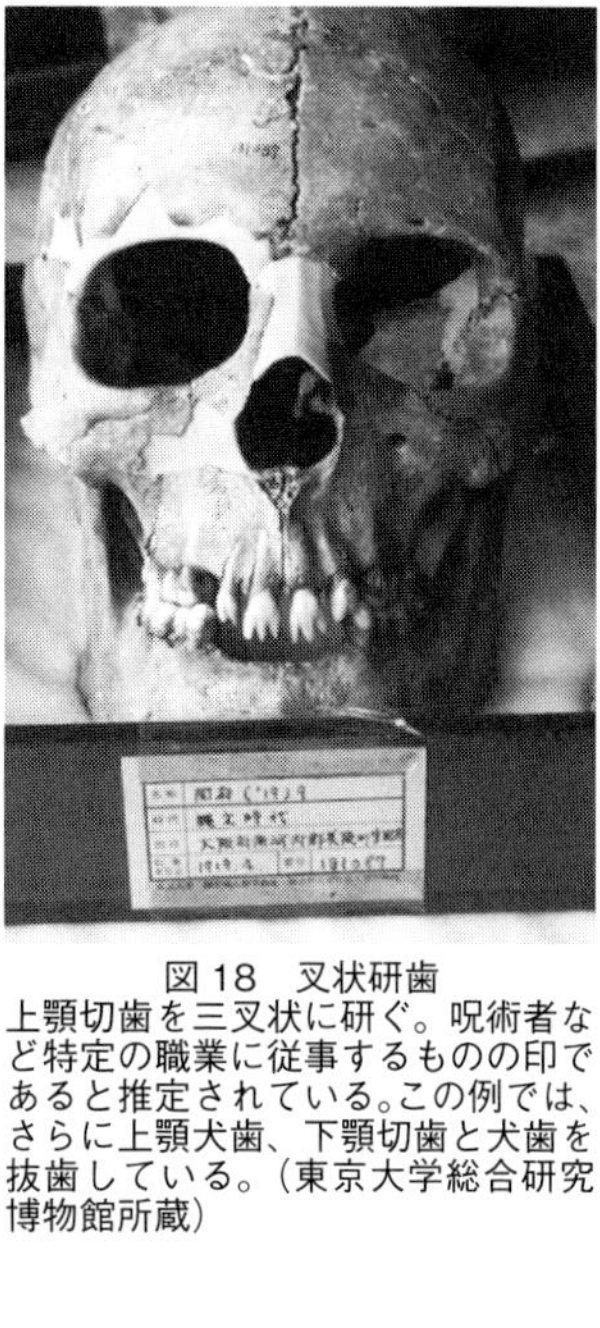

図18　叉状研歯
上顎切歯を三叉状に研ぐ。呪術者など特定の職業に従事するものの印であると推定されている。この例では、さらに上顎犬歯、下顎切歯と犬歯を抜歯している。（東京大学総合研究博物館所蔵）

3　弥生時代

私が日本史を学んだ頃、弥生時代のはじまりは紀元前三〇〇年、終わりは紀元後三〇〇年といわれ、紀元を挟んで対称的な年代であったので覚えやすかったことを記憶している。その後、数々の遺跡の発見により、稲作の開始はどんどん早まり、さらに最近になって、国立歴史民俗博物館の研究グループが土器の炭素同位体比を使った年代測定法から、弥生時代の開始期は大幅に繰り上がった。これによると、弥生時代の始まりは紀元前一〇〇〇年頃ということになった。この紀元前一〇〇〇年というのは、かつては縄文時代の晩期の始まりということになっていた。したがってこの時期はいわば縄文から弥生への移行期と考えても良いと思われるが、九州大学の中橋孝博によると、この時期の人骨の出土数は非常に少ないという。弥生人は大陸から渡来した人々といわれており、その人骨は弥生文化の発祥の地といわれる九州北部方とその周辺に限られている。この地域で当時の住人の姿が明らかになりだすのは弥生前期末（紀元前五〇〇年頃）といわれている。

弥生時代の主人公である渡来民は、北アジアで北方適応を経た身体の大きな人々であった。顔は平坦なのっぺり顔。稲作技術と農業社会をもたらした弥生人は北部九州や山口県から次第にテリトリーを広げ、在来の縄文人と混血しながら、次第に東進して行った。縄文人と縄文文化の上に弥生人と弥生文化が重なり、その後の日本人と日本の文化が成立したという日本人の起源の二重構造説がここから始まるのである。

弥生時代人の骨

長崎大学の内藤芳篤によると、弥生人には「北部九州・山口タイプ」「西北九州タイプ」「南九州・南西諸島タイプ」があるという。しかし、後ろの二つは縄文的特徴を残しているので、弥生時代に生活していた縄文人直系の人々といわれる。北部九州・山口タイプには縄文的特徴は見られず、大陸からの渡来人か、その影響を強くうけた人々と推測することができる。九州大学の金関丈夫らの研究によると、北部九州・山口タイプの特徴は縄文人より高い162－163センチメートルの身長があり、頭骨も顔高をはじめ眼窩高や鼻高が著しく高く、鼻根部が平坦な点で縄文人とははっきり区別できる特徴を持っている。この高身長・高顔・平鼻根型の弥生人は、佐賀県の三津永田遺跡と山口県の土井ヶ浜遺跡、さらには福岡平野から佐賀平野にかけての遺跡で発見されている。

さて、高身長・高顔の弥生人とは、具体的にどのような特徴を持っているのだろうか。図19に縄文人と弥生人の顔つきの違いを示した。頭蓋骨を横から見ると、まず弥生人のほうが頭頂から顎までの高さが高く、面長である。眉上隆起の突出は縄文人のほうが顕著で、また鼻骨も縄文人のほうが突出している。結果的に鼻根部が深くなり、縄文人の上顔部全体の彫が深く、立体的である。鼻骨の水平断面は弥生人のほうが平坦である。また、頬骨は弥生人のほうが前方にあるため、鼻と両側の頬骨と結ぶ角度が大きく、結果的に顔面が平坦になり、のっぺりした印象を与える。眼窩上縁は縄文人が直線的なのに対し、弥生人では丸味を帯びている。下顎骨の筋突起は弥生人で細く、長くなり、下顎体の下縁には角前切痕という凹みが出来るようになる。下顎角も縄文人より少し大きくなる。歯の切歯部でのかみ合わせは、側貌の違いを象徴する部分である。上顎切歯が下顎切歯の前に出て、なおかつ下顎切歯を覆うようにして咬み込んでいる。それに伴い、上顎切歯を支えている上顎骨の歯槽突起が少し前方に傾くようになる。

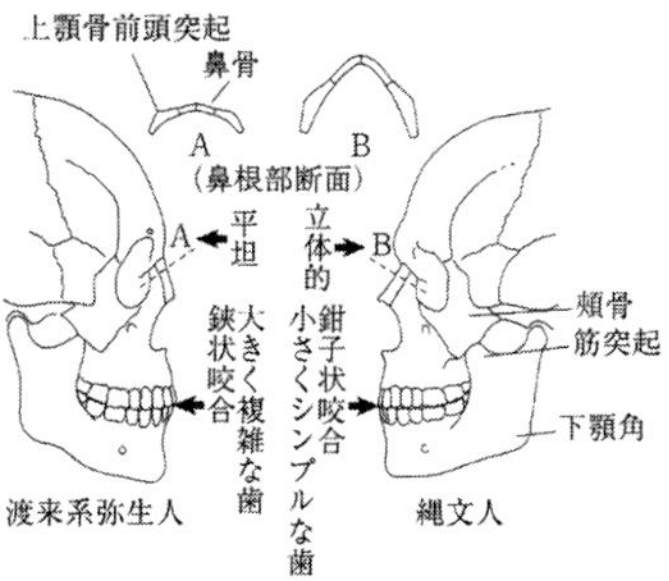

図19　縄文と弥生の頭蓋の比較（中橋2005より引用）

このような弥生人の顔面形態はどのようにして生じたのだろうか。これには寒冷適応というものが関係している。一般に動物が南から北へ移動して、低温に曝されるようになると、小さいからだでは体積に比べて体表面積の割合が大きくなるので、熱が奪われて不利になる。したがって、体が大きくなる傾向にあるというのがベルクマンの法則である。北方適応した北アジアの人々が、南アジアの人に比べると比較的身長が高く、がっちりしているというのはこの法則に当てはまっている。また、アレンの法則というのがある。これは、近縁の恒温動物では寒冷地に生息するものほど耳、顎、手足、尾、首など体幹から突出した部分が短くなるというものである。これもほぼ弥生人に当てはまる。縄文人は、背は高くなかったが、四肢、特にその先の方の前腕や下腿は相対的に長い。一方、弥生人は、背は高いが、四肢は相対的に短く、ずんぐりした体形を持っている。足の長い西欧的プロポーションがもてはやされる現代ではあまりありがたくないことだが、日本人の胴長短足はこの弥生人以来の遺伝だから仕方ないともいえる。しかし、この体形を生かした相撲というスポーツが欧米人の追随を許さないのは、ありがたいことだともいえるのである。

弥生人は平坦な顔面を持っていたこともよく知られている。計測には国立科学博物館の山口敏が採用した方法が広く用いられている。それは、前頭骨と上顎骨の正中部が左右の頬骨に対し、どれだけ前方へ出ているかを計測することと、鼻骨が水平断でどれだけ湾曲しているかを計測し、その総合値を検討することである。山口敏はこの方法を用いて、さまざまな人種の顔面平坦度を計測したが、いわゆるコーカソイドは顔面中心部が高く、鼻骨の湾曲が強い立体的な顔をしているのに対し、モンゴロイドは頬骨の突出が強いため顔面部の平坦度が強いことを明らかにした。しかし、モンゴロイドの中でも縄文人やアイヌ人は平坦度が低く、立体的な顔をしている。このことは縄文とアイヌの類縁性が高いということを示すものとして注目された。

顔面平坦度の著しく進んでいる北アジアや極北の人々では鼻が低いというだけではなく、頬骨が外側や強く前方に突出しているので、鼻が顔面の中にめり込んでいるような印象を与える顔もある。弥生人骨の専門家である九州大学の中橋孝博によると、このような顔面の形が寒冷な気候に対応したものと考えられるのには次のような理由があるという。まず、鼻の突出は極寒の地では凍傷になりやすく、大変不利である。ここには前に述べたアレンの法則も関係する。寒冷地に生息する

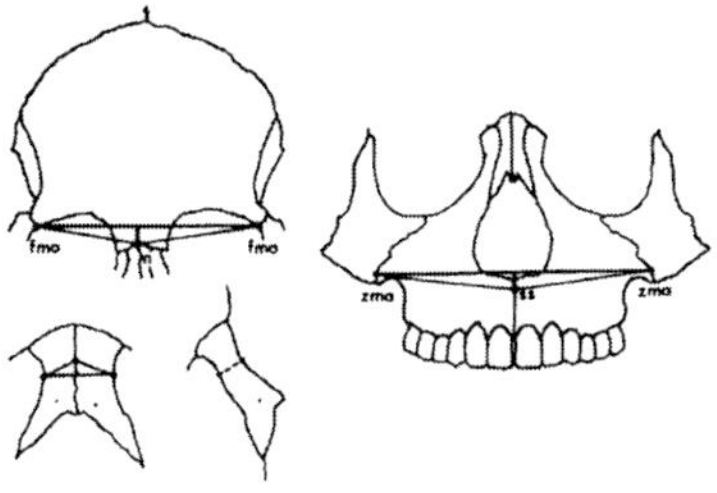

図20　顔面平坦度の計測点と測り方
左上：前頭骨平坦度計測　左下：鼻骨平坦度計測、右：頬上顎骨平坦度計測、それぞれ左右の計測点間を底辺とし、正中面の計測点を頂点とする三角形において、底辺に対する高さの割合で平坦性を評価する。（石田、百々1990より引用）

動物の体では、手足や耳など、突出した部分が短くなる傾向にあるということが当てはまる。しかし、鼻は同時に肺に入る空気を暖める装置でもあるので、ある程度の大きさが必要である。そこで鼻の低くなった分の体積のロスは鼻の内腔の体積拡大で補うことになった。すなわち上顎骨内にある上顎洞という副鼻腔が拡大して空気の加湿と加温の役割を担うことになった。結果として、上顎骨が大きくなり、頬骨弓も前方へ移動したと考えられる。

弥生時代人の歯

上下の切歯が切縁でぶつかることなく、上の歯が下の歯の前に出て、下の歯を覆うような形（被蓋関係）になったのが弥生人の特徴である。これを鋏（はさみ）状咬合という。現代での当たり前の咬合様式なので我々はなんとも思わないが、これが徐々に始まったのが弥生時代である。人類の歴史を考えると、ほんの最近始まった咬合様式なのである。しかし、実は鉗子状咬合が主流であった縄文人でも鋏状咬合は見られる。比較的咬耗の少ない縄文人では切歯の被蓋が見られるのである。ということはこの咬合は弥生人に特有な遺伝的形質ではなく、環境による形態変化だということができる。縄文時代も後期になると食べ物の調理法も進み、強い咬合力や噛み切りの必要性がなくなり、切歯の使用頻度が減ってきた。弥生時代になって稲作が普及し、食生活はさらに大きく変化した。このことが切歯の被蓋関係に変化を及ぼしたのである。

歯のサイズ

弥生人の歯は大きい。北部九州や山口の渡来系弥生人の歯は縄文人に比べて格段に大きく、その後の日本人に比べても大きい。すでに述べたように、歯の大きさは遺伝的なものと、環境的なものの両方に支配されるが、縄文人の歯が小さく、弥生人の歯が大きいというのは遺伝的なものと考えてよい。歯の種類による相対的大きさについてはすでに紹介した図7をもう一度見てみよう。アイヌや縄文人は歯が小さいので相対的には図の下のほうに位置する。弥生人とその後の日本人は歯が大きいので図の上に位置している。横軸は歯種であるが、弥生人はその後の日本人と同じく、中切歯、犬歯、小臼歯、第二大臼歯が相対的に大きいタイプである。一方、アイヌや縄文人ではこれらの歯が相対的に小さい。北方適応を受けた弥生人は体の増大とともに、大きな歯を獲得した。それによって咀嚼効率は高まったが、歯のサイズは一様に大きくなったのではなく、歯種によって違いがあった。それによってより大きな咀嚼効率を獲得したものと思われる。

弥生時代のむし歯

縄文人が主に調理した堅果類が原因と思われるむし歯を多数発生していたことは、すでに見たが、稲作を行い、コメを食べていた弥生人のむし歯は、増えたのであろうか。

　弥生人のむし歯については遺跡ごとに行われている。調査本数に対するむし歯の本数の割合（むし歯率％）をみると佐賀県三津永田遺跡では16.2％、山口県土井が浜遺跡で19.7％、佐賀県朝日北遺跡などの北部九州弥生人で22.6％である。縄文時代のいくつかの報告は8.2％から11.0％であるから、ほぼ倍に増えたといっていいだろう。土井ヶ浜ミュージアムの松下孝幸によると、この差は縄文時代が主に狩猟採集と漁労、弥生時代が農耕であったことに原因を求めることができるが、実は弥生時代と一口にいっても縄文的な生活様式はあちこちで残っており、むし歯率の調査から当時の生活復元が可能であるという。長崎大学の小山田常一は、漁労を主とし縄文的生活を送っていた沖縄の真志喜安座間原弥生人と農耕を主とする北部九州弥生人のむし歯率を調査して、興味深い結果を報告している。真志喜と北部九州の全体のむし歯率を比較すると真志喜が16.7％、北部九州が22.6％であった。しかしこれを壮年と熟年に分けてみると、真志喜の壮年16.6％、熟年以後11.8％、北部九州の壮年10.9％、熟年以後28.4％であった。このことは、真志喜では若い時に魚介類や堅果をとっていたもののむし歯率は高く、むし歯をもつ者の生存率が悪く、もっていない者が長生きであったことを示している。一方、北部九州の壮年ではむし歯率が低いものの、高齢になると歯周疾患などで歯頸や歯根が露出して、むし歯が増加したことを示している。このことは、単に食物の種類によってむし歯率の違いが出てくるということではなく、当時の社会環境における人々の健康状態や口腔の状態、あるいは寿命といったことも関係してくることを示している。

弥生時代（土井が浜）の抜歯

縄文時代に始まった抜歯の風習は弥生時代になってからどうなったであろうか。成人式や結婚、服喪など何らかの集団における社会的意義をもっていた抜歯の風習は、時代の変化とともに変化したのだろうか。日本人の二重構造説によれば、縄文人のいた日本列島に大陸から弥生文化をもった弥生人が渡来してきたのであるから、抜歯の風習は無くなってもよさそうなものである。ところが渡来系弥生人の代表的集団である山口県の土井が浜遺跡から出土する骨には、多くの抜歯例が見られるのである。これはどういうことであろうか。渡来系の集団が縄文の習慣を取り入れたのであろうか。それとも、抜歯の習慣自体が大陸にもあったのだろうか。

中橋孝博によると、土井が浜の抜歯例は百七体中八十一体、75.7％という非常に高い頻度である。そのほかの弥生の遺跡でも似たような傾向がみられる。しかしよく調べてみると、抜歯は上顎に偏っており、縄文人のように下顎切歯や犬歯をまとめて抜くという例は無かった。また、上顎では犬歯の抜歯と共に側切歯の抜歯も多いことが分かった。ということは、縄文の抜歯を土井が浜の渡来民がそのまま踏襲したということは考えにくい。むしろ土井ヶ浜の渡来民が大陸にいたときに受け継いだ抜歯方式とは考えられないだろうか。古代中国の抜歯風習を調べてみると、中国では七千年も前からの抜歯風習があったようで、山東半島の大汶口（だいもんこう）文化の遺跡からは五百体以上の抜歯人骨が出ているという。しかもそのほとんどが、上顎側切歯を抜く形式であり、土井ヶ浜と同じ形式であった。中国の抜歯風習はその後しばらく途絶えるのでこの古い時代の抜歯形式がそのまま土井ヶ浜の渡来人に受け継がれたかどうかは不明であるが、中橋によると、最近江蘇省の春秋戦国時代の遺跡から出土した三体の人骨のうち、二体に上顎側切歯の抜歯が確認されたという。これであれば時代がほぼ縄文の末から弥生にかけての時期であるので、土井が浜の抜歯形式が大陸由来であると想定できる。

抜歯の風習は弥生時代になると急速に衰退し弥生中期にはほとんど見られなくなったという。春成秀爾によると、部族や氏族を中心とした縄文の社会編成が、弥生時代になると水稲農耕の開始によって変革されていったことが社会背景として指摘できるという。血縁的な労働組織が、大きな農業共同体へと転換してゆく中で、成人・婚姻抜歯は本来の意義を失っていった。

金関丈夫によると、古墳時代以後、平安時代などにみられた「歯黒め」は、抜歯の変化形であるという。確かに歯を黒く塗ると抜歯と同じような効果が得られる。魏志倭人伝の黒歯国の記述や古墳から歯黒めを模したような埴輪が出土することなどもよく知られている。しかし、抜歯から「歯黒め」への変化については証拠がない。歯科学史では、お歯黒の歴史は一つの大きなトピックなので詳しく研究されているが、その前の抜歯となると歯の治療や保存を目的とする歯科学から外れるので全くと言っていいほど研究されていない。一方、人類学ではお歯黒の研究はあまりされない。同じ歯の文化ではあっても学問分野の違いによって研究対象が異なる。その間を埋めるような学際領域の研究が今後は必要となろう。ともあれ、中世以後の女子の鉄漿《かね》つけの風習は成女式と結びついて婚姻適齢期を示し、のちに江戸時代のお歯黒へ発展したが、ここでは既婚の表示となった。抜歯から歯黒め、鉄漿へ続く歯の加工の歴史は日本独特の歯の文化となってゆく。

4　古墳時代

弥生時代に続く古墳時代は、大和王権が倭の統一政権として成立した三世紀半ばから七世紀の末までの約四百年間をさす。この間、政権の中心地であった奈良、大阪などには巨大な古墳が築造された。人類学的には渡来民的形質が畿内から東方へ広がる一方、周辺には縄文人的な特徴を持った人がいた時代であった。かつて鈴木尚は、この時代の頭骨を評して、「古墳時代人は後の歴史時代日本人の顔とは一般的な類似があり、いかにも日本人の直接の祖先としてふさわしく思われるものがある。しかし、それでも今の人たちを基準にすればかなり離れていて、この点ではやはり一種独特の形質をもつ人びとということができよう。」と記述している。

この時代の頭骨の特徴はやや長頭で、後頭部が後ろに突き出たいわゆるさいづち頭である。顔面の眉間部の隆起は極めて弱く、鼻根は幅広く、全体に現代人には見られないほどの扁平な顔になっている。また、上顎歯槽部は前鼻棘から切歯に向けて前方へ傾いており、いわゆる出っ歯傾向がみられる。下顎骨の角前切痕もしばしばみられる。

古墳時代といえば埴輪が思い出される。家や馬の埴輪も多いが、兵士など人物の埴輪も多く、その頭部や顔面の特徴を知ることができる。埴輪の顔面の輪郭はおおむね丸く、長い顔のものはない。両眼の間を占める鼻根部は幅広く、なおかつ隆起が低い。そのため顔がほとんど平面的である。埴輪の製作者たちは実際にモデルを使ったか、そうでなくても当時の人々の顔の輪郭、眼、鼻、口などのイメージがあったはずだから、できあがったものも当時の人びととかけ離れたものは作れないはずである。これらのことから鈴木尚は、埴輪の顔は大体において、古墳時代の人びとの顔に近く作られているとみなして差し支えないであろうと言っている。

群馬県山名原口Ⅱ遺跡から発見された珍しい埴輪がある（図21）。頭には大きな宝冠をかぶり、耳には大きな耳輪を下げ、目は大きく見開き、鼻は高く、鼻の穴には石英質の小石2個を埋め込み、大きく開いた口には石英質の小石を本物の歯のように埋め込んでいる。この埴輪は外敵から古墳を守るために配置された盾持ち人と考えられるが、このように歯のある埴輪は、全国的に見ても類

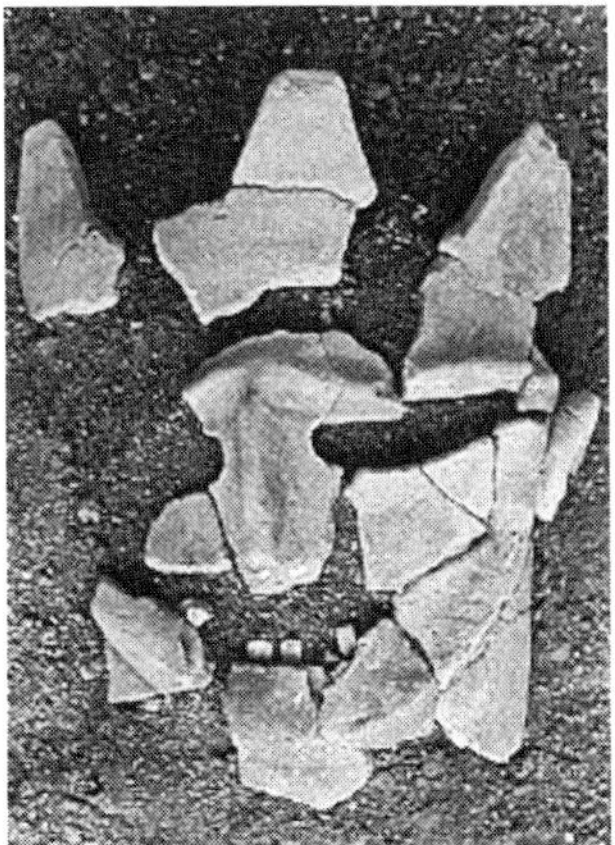

図21
山名原口Ⅱ遺跡出土の歯のある埴輪、顔　縦29㎝　横22㎝、平成14年　高崎市重要文化財に指定

例が少なく、非常に貴重なものである。とくに歯の病気に悩んだ人のために作られたものか、歯を治した医師のような人のものなのか、興味深い。

古墳時代人の歯は縄文的なものから弥生を経て、中世に向かう変化の中での移行的様相を示している。たとえば、前歯の咬合は縄文時代にほとんど鉗子状咬合であったものが古墳時代では73％となり、残りは鋏状咬合などになった。また、智歯4本の萌出率は縄文の81％から62％に下がった。智歯の萌出率に関しては、古墳時代の集団によってかなりばらつきのあることが報告されている。このことも、古墳時代がまだまだ縄文人的身体形質を残した集団が、あちこちにいたことを物語っている。

5　中世・鎌倉時代

日本の中世、とくに鎌倉時代は形質人類学の分野では特別な時代である。低身長化、長頭化がみられる一方で、癩、結核など骨に跡を残す病変や、歯槽膿漏、歯槽性突顎、エナメル質減形成など、歯の異常もほかの時代より多くみられるのである。また、刀傷などの損傷のある人骨も多く、全体として戦乱、疫病、飢餓という中世についていわれる表現がそのままあてはまるような時代なのである。古病理学者の鈴木隆雄も「私にとってそれは華麗な甲冑に身をかためた合戦の世界であり、『病の草紙』をはじめとする絵巻草紙の世界であり、そして極楽浄土と曼陀羅という極めて宗教的な世界である。」と述べ、戦争と病気、そしてその結果としての死と宗教がその時代を支配していたことを認めている。

鎌倉時代の代表的人類学的資料として鎌倉市材木座から出土した人骨群がある。これは昭和二十八年（一九五三）に由比が浜に近い鎌倉簡易裁判所用地で発見された九百十体分の人骨で、東京大学の人類学教授であった鈴木尚が中心になって研究を行ったものである。これらの人骨は老若男女が入り混じっていたが、最も多いのは青年・壮年の男性であった。さらにこれらの人骨には刀創、刺創、打撲創が多く、様々な時代的考証から、この遺跡は新田義貞の鎌倉攻めによって鎌倉幕府が滅びたときの戦死者の遺体を集めて埋葬したものとされた。合戦の参加者はほとんど関東地方の住人であったという。由比が浜付近からはその後も当時の大量の人骨が発見されているが、これらから鎌倉時代の人びとのからだ、病気、戦乱の様子、都市環境などが次々と明らかになっていった。最近、長岡朋人らは鎌倉時代と室町時代の各地から出土した中世人頭蓋骨を総合的に調査したが、やはり結果として得られたのは鈴木の指摘した長頭、低顔、歯槽性突顎という顕著な形質であり、さらには中世後期人では江戸や現代につながる形質がみられるということであった。

鎌倉時代の頭

鈴木尚らの報告によると、材木座の中世人は長頭形であったという。頭蓋骨を上から見たときの形は卵型であるが、この縦と横の比率を頭示数という。この値が75未満の場合を長頭というが、中世人骨は平均74.2を示し、長頭の部類に入ったのである。その後日本の各時代の頭示数を調べてみると、中世以後短頭化が進み、現代人は85以上の超短頭という区分に入っている。鎌倉以前の縄文や古墳を調べてみると鎌倉ほど長頭ではない。図22の頭示数の変遷をみると一目瞭然であるが、鎌倉時代人は日本の歴史の中で最も長頭に傾いた人たちであった。

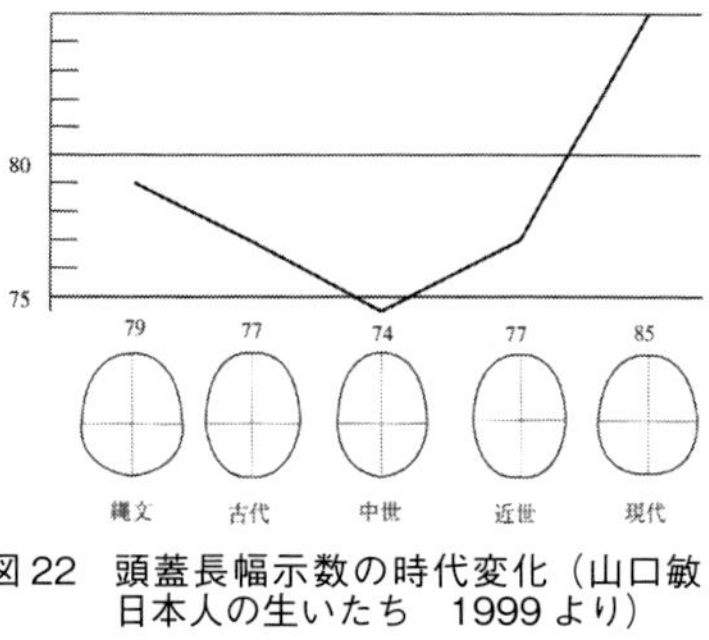

図22　頭蓋長幅示数の時代変化（山口敏　日本人の生いたち　1999より）

頭示数の時代変化の要因には様々な仮説があった。池田次郎は、通婚圏が狭い時代は頭示数の遺伝により長頭が持続したが、中世以後都市化が進み、通婚圏が広がると都市を中心に短頭化が始まったと推測した。一方で、一卵性双生児の頭幅と頭長を計測してみるとその比は一致せず、その和はよく一致することから、頭の大きさは遺伝的に規定されているが、頭示数は遺伝的には決まらないという鈴木の研究もあった。頭示数は遺伝より環境に支配される形質であるという考え方は今日多くの人に支持されており、たとえば河内まきこ子は、食生活や栄養との関連を指摘しているし、溝口優司は、脳頭蓋の形が顔面だけではなく身長や姿勢などと関係している可能性を指摘しており、骨格系全体との関係で見ていくべきであると主張している。確かに中世という病や戦乱、飢餓や低栄養などが低身長や後で述べる歯槽性突顎、エナメル減形成などを招いた可能性もあり、頭示数というひとつの形質についても、全体的な観点から見ていくという研究姿勢は重要である。

頭形の時代的変化のメカニズムについては、山口敏が主張するおそらく次のような機能的な説明が最もわかりやすいと思われる。山口が重視するのは咀嚼器の退化である。日本人の顔の骨格は時代とともに幅が狭くなり、奥行きも小さくなっているが、上下方向は高くなるという傾向がある。これらの変化は一様に起こっているのではなく、まず、古代から中世にかけて咀嚼筋の縮小とともに頬骨弓幅が縮小し、顔面幅の小化が起こった。これは側頭部の縮小を伴い、脳頭蓋は長頭になった。次いで中世から現代にかけては頭蓋最大長や顔面の奥行きが小さくなり、これに伴い、脳頭蓋は短頭化した。すなわち、咀嚼筋の退化による顔面部の縮小や変形が、脳頭蓋の形態変化をもたらしたというのである。縄文以来、現代まで、頭示数の変化は一方向的に進んだのではないということにには、弥生人の渡来と混血という影響も考慮すべきではあるが、中世を底とする頭示数の変化に最も大きな影響を与えたのは、咀嚼器の退化であるという説はこれからの検証を必要とするものの、現時点での仮説としては傾聴に値するものといえる。

出っ歯と歯槽性突顎

俗に出っ歯（反っ歯）という上顎中切歯の前方への異常な飛び出しは、歯科では屋根状咬合とか前歯前突、あるいは上顎前突と呼ばれる。一方、古典的人類学では歯の角度そのものを測ることはせず、歯を支えている歯槽部の角度を測り、その傾きが下前方に突出している場合を歯槽性突顎と呼び、これをいわゆる出っ歯の指標としてきた。通常の鋏状咬合では、上顎中切歯とそれを包む歯槽部は緩く前方に突出するが、出っ歯や歯槽性突顎の場合、何らかの要因で切歯が前方に傾き、それに伴い、

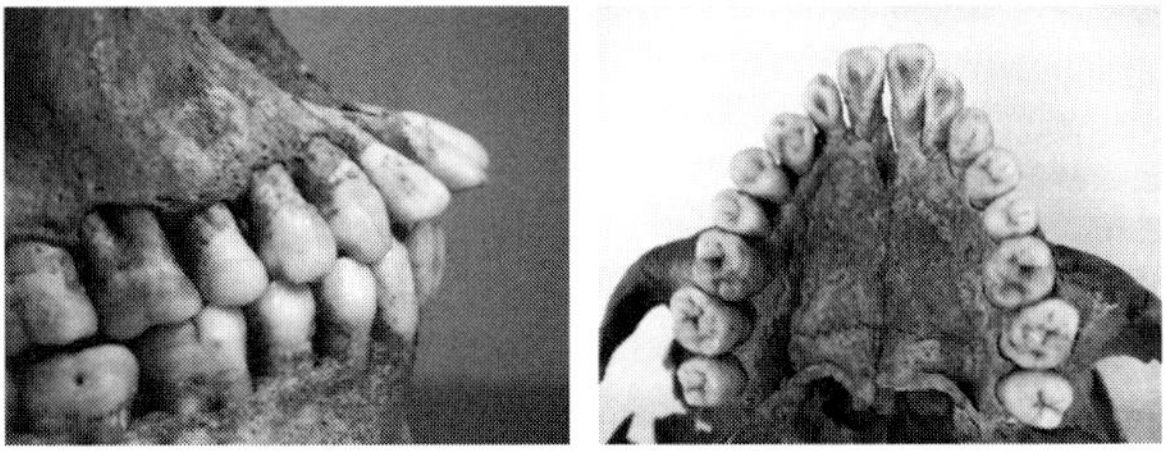

図 23　歯槽性突顎（前歯前突）の例（国立科学博物館の標本）

左右の鼻の穴の中間（専門的にはナゾスピナーレという計測点）から中切歯歯槽にかけての上顎骨正中部のプロフィールが、下前方に突出した形態になる。

　この形質は過去の日本人には目立ったもののようで、幕末から明治にかけて来日した多くの外国人学者が指摘している。明治時代の日本に医学教育を伝えたベルツは、「日本人の身体的特徴」という論文の中で、約三分の一の人が出っ歯であると指摘している。実際に明治時代の日本に出っ歯の人が三分の一もいたかどうかはわからないが、このような外国人の目はその後、背が低く、つりあがった細い目と出っ歯が典型的日本人という偏見を作り上げたようである。昭和時代に一世を風靡した赤塚不二夫の漫画に出てくるイヤミ氏は、それを逆手に取ったキャラクターであったが、現代の日本にこのような形質はきわめて少なくなっているということは、やはり顔面の骨格も時代とともに変化をするという証しであろう。

　この歯槽性突顎が中世人骨に多いことを指摘したのも鈴木尚であった。材木座の人骨に顕著にみられる歯槽性突顎に注目した鈴木は、縄文時代から現代までの人骨と比較し、この形質が縄文時代では弱く、鎌倉時代は強く表れ、その後現代に向けて弱まることを最初に報告した。中橋孝博は、山口県吉母浜の中世人や九州の中世人骨でも歯槽性突顎が顕著であることを報告し、この形質が鎌倉だけでなく、中世の日本全体で起こっていたことを示した。

歯槽性突顎の成因については、歯科矯正学的な立場から栄養障害や遺伝による下顎骨の後退、あるいは舌や歯の使用法（口腔習癖）などが指摘されている。しかし、日本の中世以後に見られる集団的な歯槽性突顎の傾向については、その成因を特定することが難しい。ひとつの説明としてディスクレパンシー説がある。食品が調理の進歩により時代とともに柔らかくなってくると、歯や咀嚼時の歯や顎にかかる力学的負担が減少し、顎骨は成長が滞ったが、歯は生後の環境変化を受けずに成長するので、顎骨ほど大きな縮小傾向は無い。この顎骨と歯の成長の不調和（ディスクレパンシー）により、小さい顎骨に大きい歯槽部と歯が乗ることになり、結果的に歯槽の前突がもたらされたという考えである。大きな傾向としてディスクレパンシーがあることは確かで

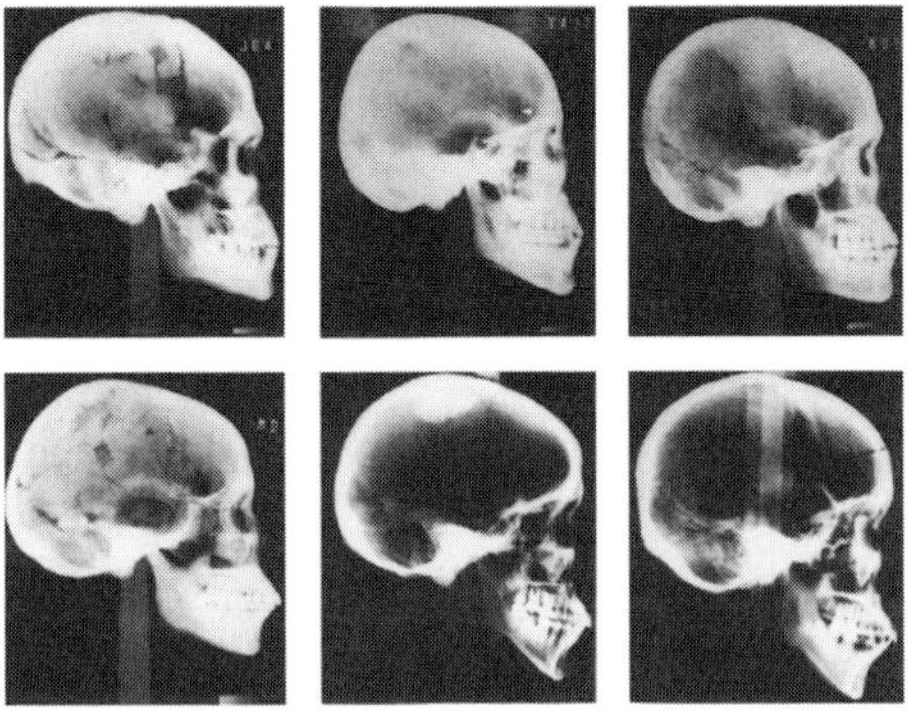

図24　各時代頭蓋側方規格写真、上段左より、縄文、弥生、古墳、下段左より、鎌倉、江戸、現代（平成）

あるが、それが前歯の前突とどう結びつくのかが問題である。最近、この方面の研究も細かい分析がなされている。

大迫美穂は、歯科で用いられているX線を使ったセファロメトリックの手法を用いて各時代の歯槽側面角（図24、25）を計測した。その結果、図26に示すように縄文から鎌倉に向かって角度が小さくなり、鎌倉から現代まで再び角度が大きくなるという、鈴木の説を支持する結果

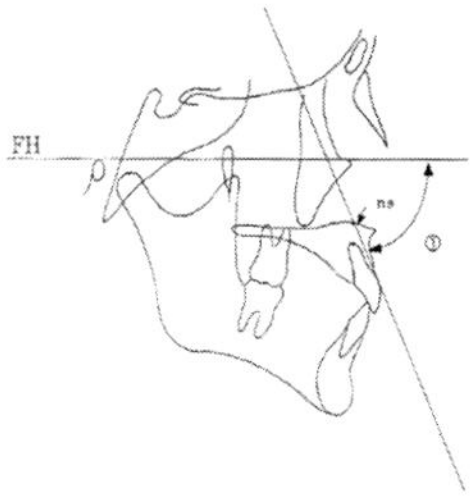

図25　歯槽側面角のセファロ計測
①が歯槽側面角（大迫2000より引用）

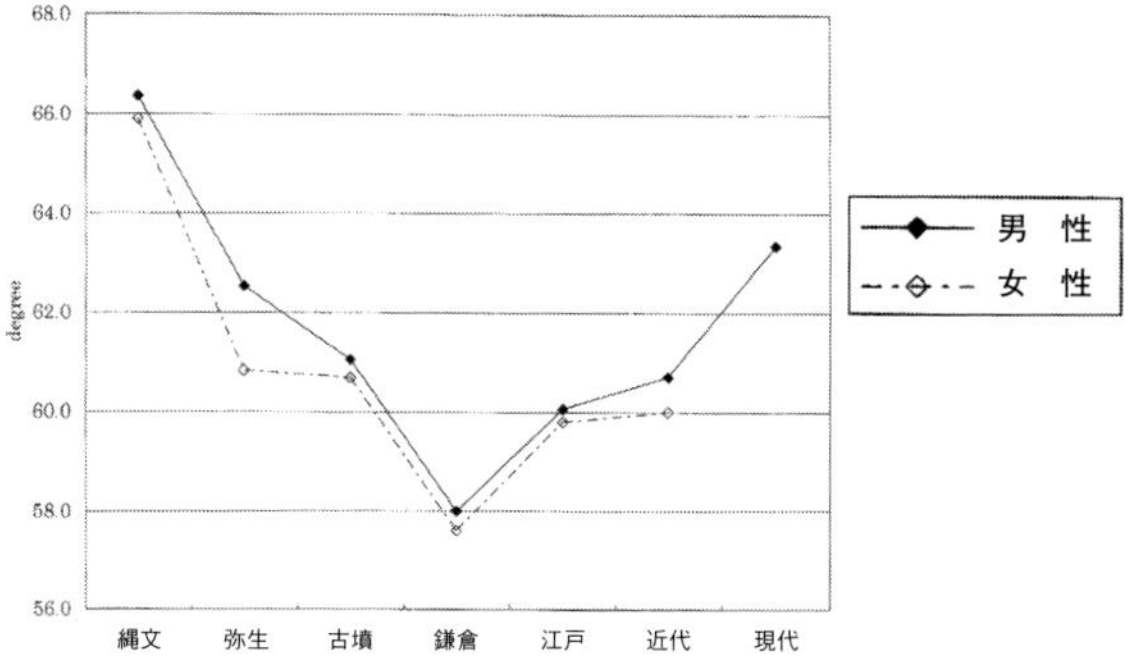

図26　歯槽側面角の時代変化
最も下がったところが鎌倉時代（大迫2000より引用）

を報告した。現代といってもその期間は長く、明治・大正ではまだ江戸時代の影響が残って角度の戻りは小さいが、戦後、とくに平成の現代人では角度が64度近くまで戻り、ほぼ縄文と弥生の間のレベルにまで戻っている。切歯そのものの角度もほぼ同じような傾向を示し、鎌倉時代で最も傾き、現代に向かって戻っているが、直立に近い歯槽側面角ほどには戻っていないことが分かった。

身長の時代変化

この歯槽側面角の時代変化は何を意味するのであろうか。まず、中世の日本人のからだ全体に大きな変化があったことがあげられる。それは身長の変化である。図27は縄文から昭和に至る日本人の身長の時代変化である。縄文時代は男で160センチに満たなかったものが、弥生時代になり渡来人が人口の多くを占めるようになると一挙に165センチ近く

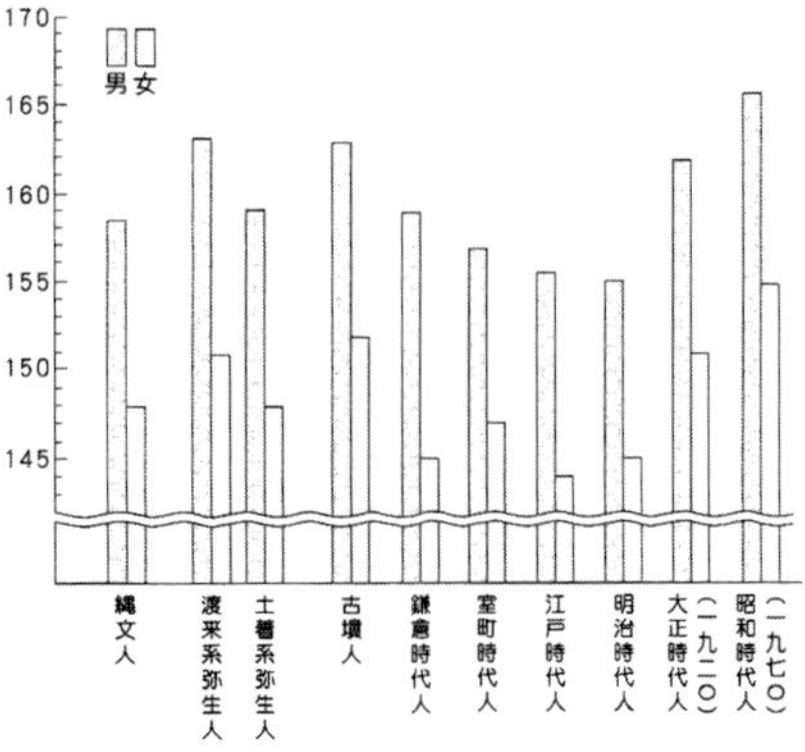

図27　身長の時代変化
（平本　1981、中橋 2005）

なった。ところが古墳時代を経て、鎌倉時代になると急にまた160センチを割るようになったのである。その後、室町、江戸、明治と徐々に減少し、ようやく大正、昭和でかつての弥生人と同じ身長に戻ったのである。女は男よりほぼ10センチ低いが、時代変化は男同様の変化を示している。戦後の昭和、平成ではさらに伸びて170センチに達していることはよく知られている。高身長化の主な要因は、栄養や衛生状態の向上など環境の変化だという。ということは、中世から江戸にかけての低身長化はその逆に栄養や衛生状態の低下があったと考えられる。近畿から関東へ、関東から東北へと人口の移動が続き、新しい環境での農業や産業は、様々な困難が伴ったことであろう。それに加えて中世の戦乱と度重なる飢饉は、身体の発育にとっては相当厳しい環境であったと想像することができる。

顎の成長

身長に代表される身体発育の低下は、顎の発育にも当然大きな影響を及ぼした。顔面頭蓋の発育は、一般体部の発育と関連が強いからである。すでに述べたように、中世の長頭化の要因として咀嚼器の退化が指摘されているように、この時代は顎を含めた顔面部の発育が不良の時代でもあった。歯のサイズも日本の歴史時代で最も小さいことは その傍証となろう。下顎骨形態の時代的変化を調べた海部陽介は、鎌倉、室町の中世人骨でいくつかの計測項目が弥生時代に比べて小さくなっていることを指摘した。とくに左右の下顎頭間距離や、下顎頭から前歯部までの距離のような外枠の大きさに退化傾向が認められた。また、オトガイ部の高さなど、歯を支える下顎体の高さが減少していることも分かった。海部はまた各時代の咬耗の量を測り、鎌倉時代の咬耗は弥生時代に比べ大臼歯部はほとんど変わらないが、前歯部が極めて軽くなっていることを指摘した。また、縄文時代や弥生時代には歯と歯の間の隣接歯間咬耗があったために、それを補償する形で前歯が舌側（後方）へ移動し、結果的に直立する傾向があったが、中世以後は隣接面咬耗も少なくなったために切歯の前突が顕著になったとも指摘し、いわゆる出っ歯の原因は、まず前歯や隣接歯間の咬耗の減少にあり、その後顎骨の発育不良が起こることによりその程度が著しくなったと推測している。

日本の子供の古人骨を多数計測して、各時代の人びとの成長の様子を研究した岡崎健治は、下顎骨の成長パターンの中でも特に関節突起幅（左右関節突起間の幅）に注目し、この値が中世人骨では先行する弥生人より大幅に減少していることを報告した。弥生から中世にかけて、下顎枝の形態からみて咀嚼筋の発達は維持されているにもかかわらず、前歯の咬耗度の進行が遅れてしまった現象は、下顎関節突起幅が減少したため、顎関節（支点）

から咀嚼筋付着部（力点）と前歯（作用点）までの距離がともに短くなり、咀嚼の際に前歯に働く梃子としての効率が低下した結果ではないかと推定している。また、前歯前突と強い相関をもつ歯槽側面角は、成長とともに個体変異の幅が大きくなり、8歳から10歳にかけて強い前突をもつ個体が出てくることが分かり、最終的に成人では他の時代を超えるものとなった。

出土した人骨から過去の人びとのからだや生活を復元することは、人類学の大きな目的の一つであるが、残された骨や歯の形態からだけですべてがわかるわけではない。中世から一般民衆に広まったといわれる箸の使用が、口腔の構造にどのような影響を及ぼしたであろうか。手づかみでものを食べていた時代、指の動きが歯や唇に何らかの影響を与えていた可能性がある。房楊枝も中世あたりから盛んにつかわれるようになったようで、それまでは指頭で歯を擦り磨いていた。こういう習慣が歯列の形態に影響を及ぼすことも十分考えられる。5、6歳になったらすぐ止めさせないと上顎前突や開咬の原因になるといわれる指しゃぶりも、今でこそ親の目が行き届くが、昔の日本でどこまで親にその認識があっただろうか。こういった口腔習癖に関して、なかなか過去の時代についてはわからないものであるが、今後はこの方面の研究も必要になってくるものと思われる。

エナメル質減形成

むし歯と同じく、古人骨の歯から知ることのできる過去の人々の病理の一つに、エナメル質減形成がある。これは歯の形成期に何らかの障害因子が作用し、エナメル質の構造や表面形態に異常が引き起こされることである。形態異常はその後修復されることなく、痕跡をとどめるので、過去の人びとの生活上のストレス・マーカーとして、人類学や古病理学では広く調査されている。

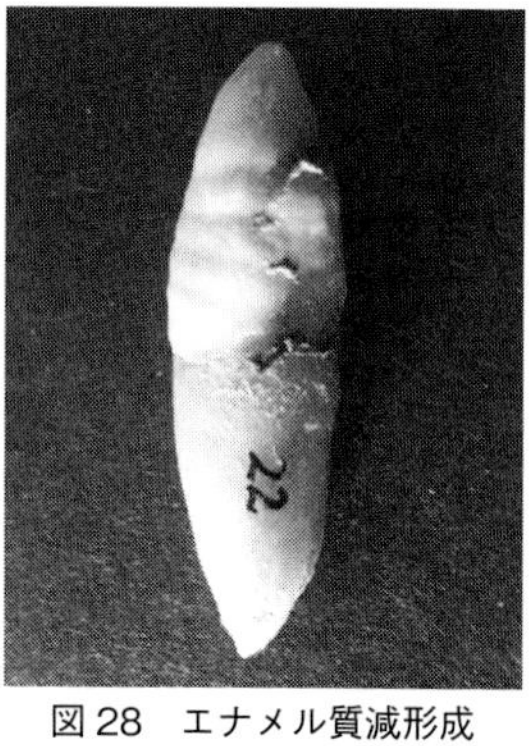

図 28　エナメル質減形成

エナメル質減形成が生じる全身的障害には、飢餓、ビタミン欠乏などによる栄養障害、麻疹、肺炎、結核などによる疾患が知られているが、これらのストレスが最終的には低カルシウム血症を引き起こしてエナメル質の形成を阻害することによって起こる。図28に示すように、障害が作用した時期に応じて水平方向に沿ったエナメル質欠損がみられ、その歯種と減形成の位置によって障害時期や障害の強さを推定することができる。現代の先進国でも10パーセント程度で見られるが、発展途上国では30％以上の頻度で見られる。

一般にエナメル質減形成は前歯に多く、小臼歯、大臼歯には少ない。日本の古代人や現代人についてエナメル質減形成の調査を行った山本美代子によると、エナメル質減形成は下顎犬歯に最も高い頻度で現れる。また、この歯は歯冠形成期間が長いことや残存率が高いことなど調査対象歯として良い条件を備えているということから、この歯での出現頻度を調べたところ、縄文時代48％、古墳時代36％、江戸時代は2集団で65％と62％、近代39％であった。縄文時代の頻度の高さは当時の人びとの厳しい自然環境、不安定な食生活、悪い衛生環境などによる環境ストレスを受けたものと考えられるが、古墳時代には農業生産力の増大により食糧獲得の不安定さが改善されたため、エナメル質減形成の頻度も低くなった。しかし、江戸時代になると都市部での非衛生的環境や農村部の凶作、飢饉など環境ストレスが多く、極めて高い頻度を示した。近代になると保健衛生の向上や流行病の激減、栄養状態の改善からエナメル質減形成も再び少なくなった。調査対象として選んだ集団にもよると思うが、ストレス・マーカーとしてのエナメル質減形成は、おおむね各時代の環境ストレスの度合いを表現しているようである。中世については、澤田純明が山本と同様な方法を使って鎌倉のいくつかの遺跡から出土した人骨について調査を行い、47％から72％の頻度を得ている。これらの値は江戸時代の頻度に匹敵することから、中世はやはりエナメル質減形成の頻度からみても環境ストレスの多い時代であったことが想像される。

鎌倉時代の口腔衛生

エナメル質減形成や骨に現れるストレス・マーカーの頻度からは、かなりの悪環境が想定される鎌倉時代ではあったが、むし歯に関しては後の時代ほどの流行は見せていない。「吾妻鏡」にあるように源頼朝がむし歯や歯周病で苦しんだという話は有名ではあるが、時代としては楊枝による歯磨きの習慣が一部の階層ではもてはやされてきた頃である。わが国最古の医書で国宝に指定されている「医心方」（九八四年）によると、次のようなことが書かれている。

「鶏が鳴く時（早朝の意）常に歯を叩《う》つこと三六回、永くこれを行えば歯は齲歯《うし》にならない。しかも歯を固くする」

「朝起き、すぐに口中を漱《そそ》ぎ、唾《つばき》を口に満たし、これを呑み、歯を瑳《みが》くこと二七回すれば、若者のような顔色になり、虫（歯質を食う虫、歯虫《はむし》・蠱《こ》という）を去らしめ、歯を固くする」（長谷川正康氏の翻訳による）

「歯を叩《う》つ」とは房楊枝が用いられていたことを表すらしい。歯を固くするというのは歯周病によって歯が動揺することを防ぐ意味であろう。このような口腔衛生の教えはその後、鎌倉時代にどの程度広まっていったのであろうか。

歯の健康状態を推定する方法に歯の生前喪失歯率というものがある。出土人骨には顎骨の歯槽に歯が植わっているのがふつうであるが、無くなっている場合もある。その場合、死後、骨が取り上げられるまでの間に何らかの原因で歯が歯槽から自然に抜け落ちた場合（死後喪失）と、生きている間にむし歯や歯槽膿漏などが原因で人為的に抜いた場合（生前喪失）とがある。歯槽を観察すると死後喪失の場合、歯根の形や大きさがそのままの形の穴として残っている。生前喪失の場合、歯槽部がリモデリングによって退縮したり、穴が骨増殖によってふさがっているので見分けるのは容易である。これを利用して、個人の生前喪失した歯の本数が分かり、これを観察した歯の本数で除したものが生前喪失歯率である。これが多い場合は、生前にむし歯や歯槽膿漏など歯を失う原因があったことが推定され、多数例の統計を取ればその集団での口腔衛生の程度が分かる。

すでに述べたように鎌倉市の中世遺跡からは大量の人骨が出土しているが、小山田常一は、これらの人骨のうち、由比ヶ浜南遺跡から発掘されたものの生前喪失歯率を調査したところ、鎌倉以前の弥生時代や古墳時代、鎌倉以後の江戸時代にくらべ、有意に生前喪失歯率が低いことが分かった。率は若年者だけでなく、高齢者でも低いことが分かった。同時に残存している歯のむし歯率を調べると、これも前の時代や後の時代よりも低いことが分かった。また、比較対象のために同様の調査を行った同時代の千葉県の中世人と比較しても有意に低く、由比ヶ浜中世人の生前喪失歯率や、むし歯率の低さが際立った特徴として浮かび上がった。このことは当時の都であった鎌倉の武士や庶民には衛生的教育が行き届いていた可能性を示すものであろう

6　近世・江戸時代

戦国時代を経て江戸時代になると幕府が江戸に開かれ、首都機能や文化の中心が江戸に移り、ここには様々な人々が集まってくることになった。江戸時代を代表する絵画芸術である浮世絵をみると、様々な人々が登場してくる。派手な色遣いで顔を大きく描いたものには役者絵や美人画などがあるが、ここには面長で切れ目の人が目立つ。一方、庶民の仕事や生活を写した浮世絵をみると顔の短い、丸顔タイプの人が描かれている。先に鎌倉時代人の骨の特徴を明らかにした鈴木尚は、江戸時代人の骨についても多くの資料を用いて調べているが、まず東京深川から出土した下町の江戸時代庶民の頭蓋計測を行った。それによると江戸時代の大衆のかなりの部分が、丸顔で鼻の低い、反っ歯の強い中世的な顔をもっていた半面、頭の形、鼻の湾曲顔面の高さなど多くの項目で室町時代人と現代人の中

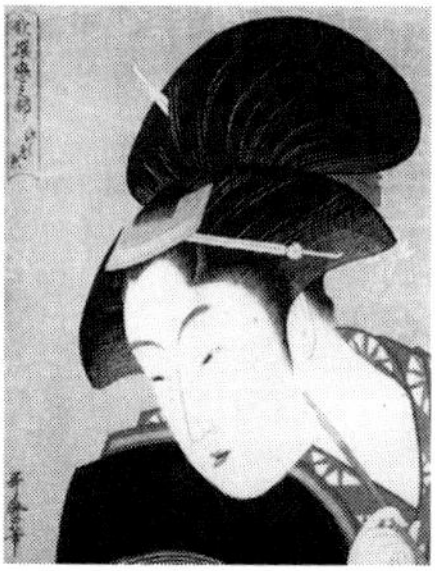
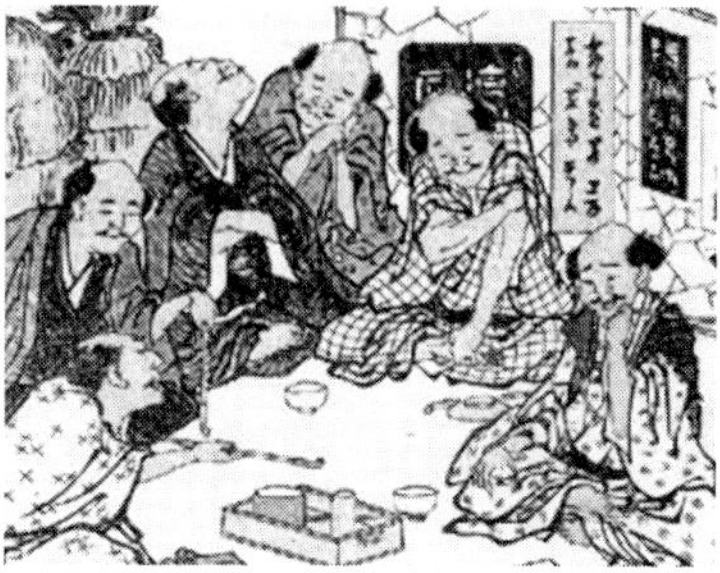

図 29　江戸時代の顔の２つのタイプ
左：面長の美人、喜多川歌麿の浮世絵より、右：庶民の顔、北斎漫画より

間的な形質をもっていることが分かった。一方で、その中に面長で、鼻の高い、しかも反っ歯の程度が弱い人々がいることに気づき、それは当時の現代的な顔の表れであり、歌麿の浮世絵などで紹介されている美人はそのような人々の反映であると考えた。さらに調査を進めると、その傾向は徳川将軍家や大名家の人びとに強く表れていることが分かった。鈴木はこれを典型的貴族形質とよび詳しい報告を行っている。

将軍の歯

鈴木尚の著書「増上寺徳川将軍墓とその遺品・遺体」は人類学研究の名著であるばかりではなく、歴史書としても、そして歯科学にとっても貴重な情報の宝庫である。東京都港区芝の増上寺は上野の寛永寺とともに徳川将軍家の菩提寺で、ここには徳川家の将軍や側室などが葬られているが、この本は昭和33年から35年にかけて行われた墓地の改葬にあたって調査されたこれらの人びとの骨や歯の記録である。それによると徳川将軍の多くは宮中の非庶民的な生活に加え、念入りに調理された柔らかい料理を常食としていたために、咀嚼にほとんど咬合力を必要とせず、結果的に歯には咬耗がほとんどなく、顎の発達も極めて悪い面長な顔になっていた。また将軍の正室や側室にも貴族特有の頭の形や歯の形質がみられた。この調査で調べられた将軍や正室、側室の遺体のうち、歯や顎の状態については佐倉朔が詳細な記述をしているが、その要点をあげてみよう。

［六代将軍の父綱重　享年三十五歳］　先天欠如歯はなく、保存は良好。屋根状咬合に近い後退咬合で、いわゆる反っ歯を示す。むし歯はほとんどなく、咬耗は軽度。歯石の沈着は多い。

［六代家宣　享年五十一歳］　先天欠如歯はなく、保存は良好。鋏状咬合。咬耗はきわめて軽度で切縁結節が残存している。軽度のむし歯と歯槽膿漏痕がある。

［九代家重　享年五十一歳］　上顎第三大臼歯先天欠如があるがその他の歯の保存は比較的良好。上下顎中切歯の前突が目立ち、屋根状咬合を示す。歯列はV字型で狭い。一部の歯に象牙質に達する特殊な咬耗があり、その形態から歯ぎしりのような、下顎の横方向の

運動によって強く上下の歯を擦り合わせる動作が長期間繰り返されたと思われる。歴史資料では精神的な障害が報告されている。

［十二代家慶　享年六十一歳］　長顔である。歯の保存状態は良好であるが、下顎切歯が上顎切歯の前に出る、いわゆる反対咬合を示す。個々の歯の配列に乱れがある。むし歯はないが、歯槽全体にわたって歯槽膿漏の痕跡がある。上下顎の発育が悪く、歯槽上溝、歯槽下溝がみられる。咬耗はきわめて軽度である。

［十四代家茂　享年二十一歳］　長顔である。歯の保存は良好であるが、上顎切歯が前方かつ上方に突出し、開離咬合を示す。歯列の乱れも多い。家慶同様、上下顎の発育が悪く、歯槽上溝、歯槽下溝がみられる。年齢に比べ、むし歯が極めて多く、重度に進行している部分も多い。歴史資料によると家茂は甘いものが大変好きだったそうである。

貴族としての将軍を最も特徴づけるものは特異な顔面形態にあるという。庶民に比べて顔高（前面の上下径）の高い、いわゆる長顔である。将軍でいえば後代ほどその特徴は顕著になる。加えて頬骨や上下顎骨の幅が小さく、結果的に顔の幅がはなはだしく狭くなるため、長顔の特徴は増幅される。下顎骨の形態は後期の将軍ほど華奢で、咀嚼筋の付着部となる筋突起の矮小化や下顎角部退化的形態がみられるようになる。それにもかかわらず歯の大きさは庶民と変わらないので、顎と歯の大きさの不均衡が生じ、歯槽突起が骨体に比べ大きく膨らみ、その間に極めてまれな歯槽上溝や歯槽下溝を生じることになった。また上顎では歯槽部の前突により歯槽側面角が縮小して著しい歯槽性突顎（反っ歯、出っ歯）を生じることになった。また、顎と歯の大きさの不均衡は、歯並びの乱れを生じ、前歯以外にも多くの不正咬合がみられる。

歯列形態も庶民より幅が狭く、咬合面からみると小型のV字形を呈する。歯の表面形態に共通していることは、咬耗の少なさである。十二代将軍の家慶は六十歳に達していたが、エナメル質の咬耗は

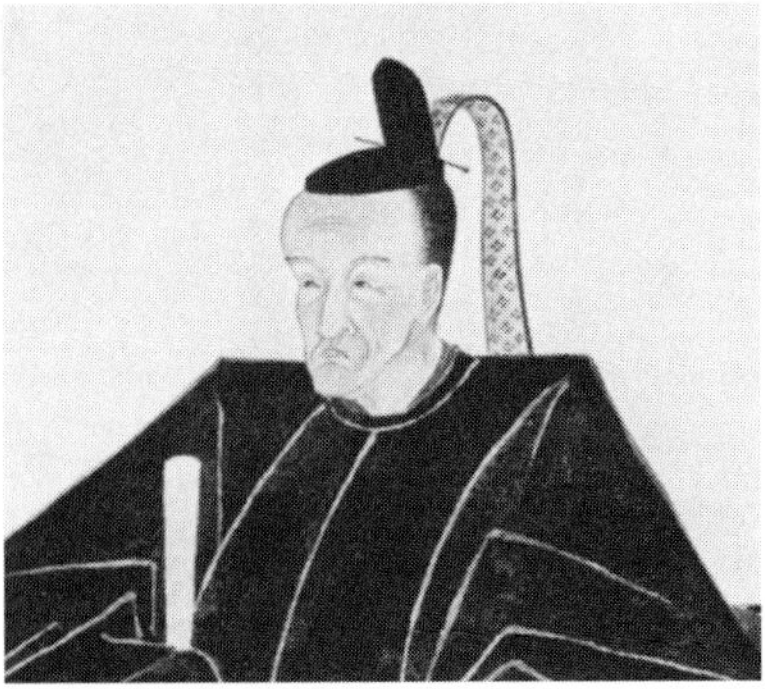

図30　徳川家慶の肖像画（鈴木尚 1985 より引用）

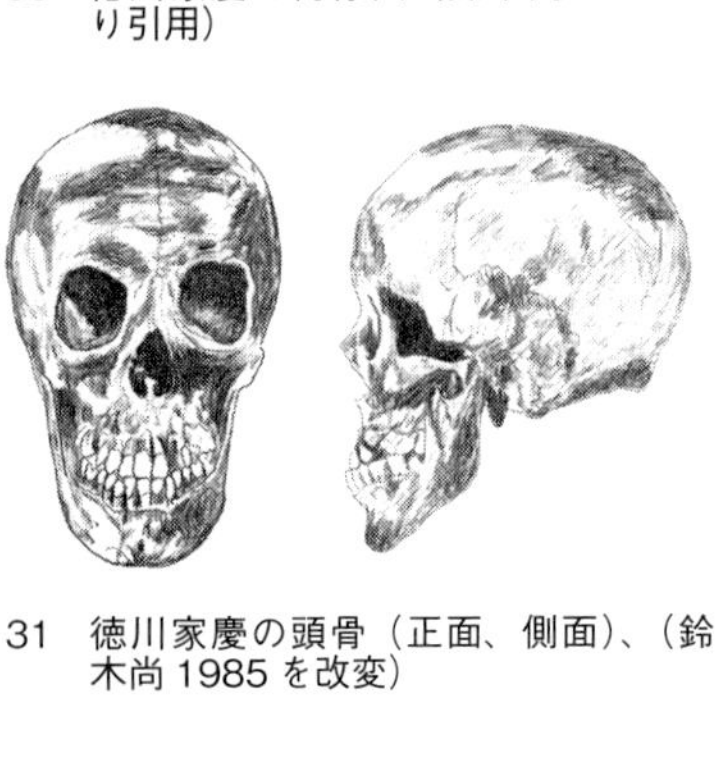

図31　徳川家慶の頭骨（正面、側面）、（鈴木尚 1985 を改変）

ほとんどなく、すべての咬頭は青年の頃の状態のまま保存されていたという。これはひとえに、将軍や宮中での日常の食生活が極めて特殊で、ほとんど咬合力を必要としない、柔らかな食物をとっていたことの結果と推察される。このほかにも、歯磨きが日常化してきたことを物語る歯冠表面の疵や、砂糖の過剰な消費とみられる家茂の著しいむし歯は、江戸という時代の特徴も表していると思われる。

このように見てくると、江戸時代のある特殊な階層社会では特別なことが起こっており、それは現代の社会を予見したようなものであったことが分かる。ある程度の硬さがあるものを咬むことと、栄養バランスのとれた食事が口腔の健全な構造を作るものであることを、改めて教えてくれているような気がする。同時に結婚相手を選ぶときに一定の制限事項や好みが加わり、それが繰り返されると、家系的に似たような形質が生じ、それは次第に極端になって行くことも示している。人間のかたちが遺伝と環境というものに支配されていることも教えてくれる。

江戸時代の口腔衛生

歯学部や歯科大学のカリキュラムには歯学史という科目がある。歯科医療の歴史であるが、日本の場合、その内容は江戸時代から急に豊富になる。房楊枝、お歯黒（鉄漿）、木床義歯など口腔ケアの器具や道具がこの時代に隆盛を極めたからである。現代の歯科医療からみればはるかに遠い世界ではあるが、そこには現代医療につながる萌芽のようなものが垣間見える。それを学ぶことによって今の医療を考えるヒントが得られるかもしれない。それが歯科医学史を学ぶ目的である。

歯科医学史が歯の病気や歯の公衆衛生の歴史についての学問体系とすれば、本書が目的とする歯の人類学は、当時の人たちの歯の自然誌的側面を研究する分野である。研究者は互いに住み分けをしているようであるが、その境界には意外と面白いこともある。ここでは筆者の所属する大学の歯科医学資料館の所蔵物の紹介も兼ねて、少し歯科医学史の世界をのぞいてみよう。

房楊枝と歯磨剤

そもそも、歯に挟まった食べ物を木の小枝などを使って取ろうとする試みは、古代の人にもあって、古人骨を調べているとそのような跡がみられる。しかし、口腔の衛生を意識して用いられたものとしてはインドの歯木（しぼく）に起源を発するといわれている。歯木とは、インドに自生するニーム（インド栴檀）という常緑高木で、ごくありふれた木としてインドの街路樹などに見られる木である。この木は樹皮、種子、実や葉などすべてに薬効があるとされ、神秘の木としてインドの伝承医学の中で珍重されてきたものである。最近では様々な科学的研究がなされ、その成分から殺虫剤、健康医薬品などが作られている。インドにおいては、その小枝を咬んで口腔清浄の道具として使うことが古代から現代まで続いており、仏教の経典にはその使い方が細かく記載されている。

経典が中国に伝わると、ニームという熱帯性の樹木がない中国では、ヤナギ（楊、柳）をもって代用されたといわれており、その枝すなわち「楊枝」という言葉が日本に伝えられるに至った。そのはじめは、平安朝時代に行われた密教の灌頂という式にある楊枝の儀が民間に伝わったものであるといわれている。華厳経などの経典には、楊枝の使い方に関すること細かな作法が記されている。当初は貴族層や知識層だけで行われていたようであるが、江戸時代になると広く民間に普及し、楊枝を売る店も出てきた。すで

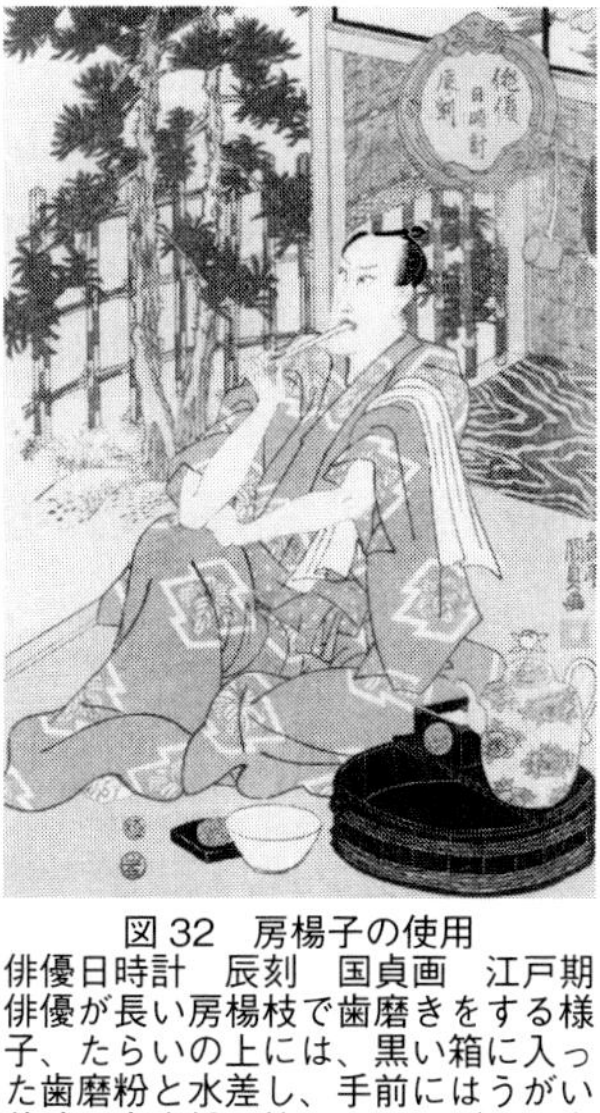

図 32　房楊子の使用
俳優日時計　辰刻　国貞画　江戸期
俳優が長い房楊枝で歯磨きをする様子、たらいの上には、黒い箱に入った歯磨粉と水差し、手前にはうがい茶碗と歯磨粉の箱が見える（大野粛英 2009 より引用）

に述べた将軍や側室の口腔内の衛生状態も比較的良かったようであるし、過度な歯磨きの痕が見られることから、楊枝の使用が盛んに行われていたことが分かる。同時に江戸時代は歯磨剤が商品として大々的に売り出されるようにもなった。

もともとわが国では、歯磨剤としては塩が用いられていた。元禄の初めの頃には、赤穂の塩と言えば歯磨用焼塩を意味するほど有名であった。長谷川正康によると、日本で本格的な歯磨粉の製造、販売の記録は、江戸中期に出された大卿良則の「道聴塗説」にその記載があり、それによると寛永二年（一六二五）に丁字屋喜左衛門が売り出したのが最初であるという。この歯磨粉の成分は特殊な砂（陶土）を調整して、丁子や竜脳などの香料、香辛料を加えたものであった。歯磨剤は当時、琢砂（みがきすな）と呼ばれていた。

江戸中期以後には、江戸っ子と称される連中は誰もかれもが歯磨剤を好んで使った。白い歯は江戸人のたしなみとされたようである。当時の川柳に「食い潰す奴に限って歯を磨き」とか「親の脛かじる息子の歯の白さ」とあることから、相当流行していたことが分かるが、同時に高価であったこともうかがわれる。江戸、大阪、京都などには歯磨き売りの大きな問屋ができて、評判をとった。「本郷も兼康（かねやす）までは江戸のうち」といわれた本郷三丁目の角の兼康も現在は洋品屋になっているが、当時は有名な歯磨き売り問屋であった。

お歯黒

江戸時代の歯の習俗を代表するものとしてお歯黒を忘れることはできない。既婚婦人が歯を黒く染める奇妙な風習はいったいいつ始まり、どのような経過をたどって江戸庶民の風俗として定着したのであろうか。ところがお歯黒の風習は歯科医史学での大きなトピックであるにもかかわらず、その起源はなぞに包まれているのである。有名な魏志倭人伝には黒歯国の記載があり、後漢書東夷列伝には「黒歯国東海中に在り其俗婦人歯を悉く黒く染む」とある。さらに応神天皇（古墳時代西暦二七〇年頃）の恋歌の中で「波《は》那《な》美《み》波《は》志《し》比《ひ》比《し》斯《な》那《す》須」（現代語訳：歯並びは椎や菱の実のように）という言葉を使って女性を讃えている。これは歴史家の解釈によると、歯並びは菱のようにつややかで、それは歯黒め（お歯黒）したつややかな歯を菱にたとえてほめたものであるとされている。お歯黒の研究者の多くがこの応神天皇の恋歌を日本の文献上の初出としている。

しかし、この黒い歯が一体何によって染められたものかはわかっていない。長谷川正康によると、これはおそらく、当時の酒造りと関係しているという。そして、この頃の酒造りは「口かもす酒」で、ヤマブドウ、モモ、アンズ、グミ、カキの果実を噛んで壺に入れ、唾液で発酵する方法がとられていたので、果実の渋で女性の歯は黒くなったものであり、それは普段の生活から生まれた「働き者の美しさ」の一つではなかっただろうかと推察している。これを日本古来説とすると、ほかには南方渡来説と大陸渡来説がある。南方渡来説は東南アジアのビンロウジュ（ベテルナッツ）を咬む習慣が日本に伝えられたとする説で、また大陸渡来説は、朝鮮における習慣が伝来したとする説であるが、いずれも決定的な証拠はない。すでに弥生時代の抜歯で紹介したように、抜歯が「歯黒め」の起源であるという説もある。山崎清は、研歯や断歯が生歯抜除の割引とすると、黒歯は一層割引された毀損形式の残存とも言えようと述べ、苦痛を伴う儀礼を回避する本能が新しい方法を生み出したのではないかと推測している。これはいわば日本古来説の中の抜歯回避説である。

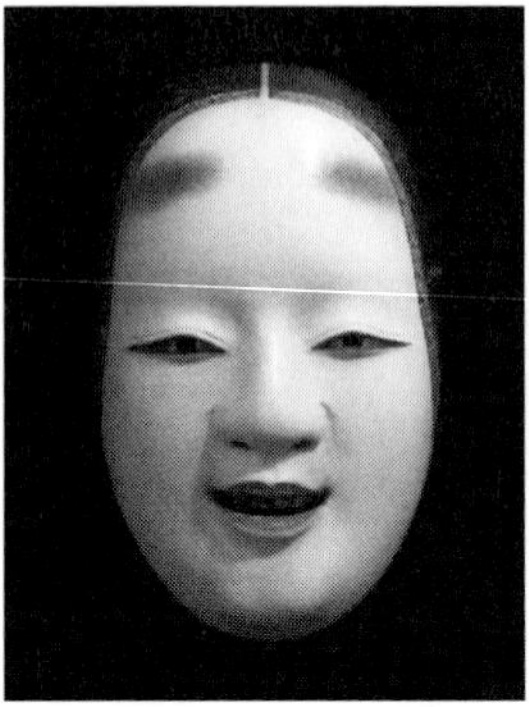
図 33　能面　小面（こおもて）
（秋田邦生氏作製）

　その後、平安時代になって宇津保物語、枕草子、源氏物語などに「はぐろめ」や「おはぐろ」の言葉がよく出てくるようになる。そこには鉄漿という文字も見えることから、このころから上流階級の女性が歯を黒くする方法として鉄が用いられ始めたことが推察できる。能面の中でも最もポピュラーな面である「小面（こおもて）」はその時代の美人の象徴であるが、眉毛を剃り、額の上方に墨で眉を描く。軽くあいた唇の間にお歯黒が見える。余談であるが、小面のまぶたは必ず二重である。切れ長の細い眼は、一重まぶたかと思う人が多いと思うが、二重は当時から好まれていたのであろうか。

その後鎌倉時代、室町時代になると男子にまで広がっていったようであるが、江戸時代には既婚婦人の表象的化粧として隆盛を見せ、庶民化していった。江戸時代のお歯黒が女性だけとはいえ、なぜこのように広く流行したかは日本の文化史のテーマであるが、歯科学的にはもう一つ意外な側面もあった。お歯黒が虫歯の予防に役立っていたのである。

江戸時代の婦人たちはおよそ次のような方法でお歯黒を塗っていた。まず、ヌルデの木にできた樹液の塊を粉末にした「ふし粉」を用意する。これは約60パーセントのタンニン、すなわち渋を含んでいた。また、粥と麹と鉄くずをお歯黒壺に入れて温め、酢酸第一鉄を主成分とする「鉄漿水（かねみず）」を作る。お歯黒塗布の際は、まず黒い漆塗りの大きな耳だらいを用意し、水を入れて顔を洗った後、そこに渡し金をのせ、その上にふし箱とかね水をのせる。房楊枝で歯の清掃を行うとともに表面の歯垢を取り除いた後、お歯黒筆にて、かね水とふし粉を歯に塗布する作業を交互に繰り返す。ふし粉とかね水はともに渋いので、水でうがいをして耳だらいに吐き出した。毎朝、歯の清掃とお歯黒の塗布には相当の時間と努力を要したと思われる。図34がお歯黒の道具である。左はお歯黒壺、右は耳だらいと渡し金にのせたかね水入れとかねわかし、そしてお歯黒筆である。

山賀禮一によると、歯に塗布された酢酸第一鉄は歯質のリン酸カルシウムの結晶を強化する作用を持ち、タンニンは歯質の蛋白を収縮させて細菌の侵襲を防ぐ作用を持っている。さらに酢酸第一鉄は酸化され、タンニンと結合してタンニン酸第二鉄という黒い膜になる。これがきわめて丈夫な膜で、むし歯菌が歯の表面に付着するのを防ぐと同時に耐酸性が強いため、エナメル質を酸から保護する。このようにお歯黒は二重、三重の化学的機構で歯質を保護し、虫歯を予防していたのではないかと推察されている。実際、お歯黒には昔から歯のぐらつきを防ぎ、歯肉を引き締めるという効果があると考えられていた。日本で千年以上にわたって続いた習慣である。単に審美的な理由や風俗として受け継がれただけではなく、

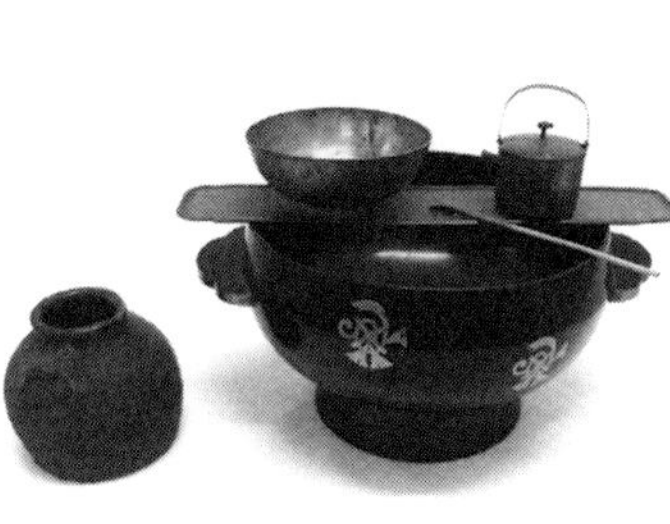

図34　お歯黒の道具
（日本大学松戸歯学部歯科医学資料室蔵）

実際上のメリットがあって、それを意識した上での継続であったことは十分考えられる。〝お歯黒女性に歯医者はいらぬ〟という言い伝えがあったことからもその効果の大きいことは想像できる。大正時代から開業していた歯科医師の多くは、当時まだお歯黒の習慣を維持していた婦人たちの歯にむし歯が極めて少なかったことを、認めていたということである。

しかし、現在人類学的にそのことを証明できるであろうか。河越逸行は何千という江戸時代人の頭蓋骨を観察したが、鉄漿をつけた頭蓋骨が意外と少ないことを報告している。「お歯黒は土中で分解してしまうのか、その点は未だ判然としないが、私の収集した二千数百体の頭骨中からも、10個とはみあたらなかった」と記載している。江戸時代人の発掘は都市部の工事関係で近年たくさん出ているのでお歯黒とむし歯、その他の歯の病気との関連はもっと調査されてもよいはずである。お歯黒は歯面の摩耗をきたし、歯肉にも過度の刺激を与えて膿漏の併発や歯牙の脱落を早めるという弊害も指摘されている。しかしそれを上回る社会的、科学的なメリットがあったからこそ千年以上も続いたのである。

とはいえ、さしものお歯黒も、幕末になって外国の文化や習慣が入ってくると古臭いものとして受け止められるようになり、チョンマゲ、帯刀の風習とともに明治政府から禁止令が出るに至った。日本の奇習として国民に浸透したお歯黒もここでその長い歴史を終わることになるのであるが、その起源から終焉までの歴史の中にはまだ解明されない、おもしろい人類学的テーマも残っているようである。

木床義歯

お歯黒に続いて義歯にも触れておこう。ともに形質人類学の範疇には入らない分野であるが、江戸時代人の口や歯を理解するときにこれ等の知識もなくてはならないものである。そもそも我が国に義歯が登場したのはいつ頃のことであったろうか。最近「江戸の入れ歯師たち」という本を出版した長谷川正康によると、部分義歯らしき石製の入れ歯は奈良朝時代にあったようであるが、日本では仏師による高度な木彫技術の伝統があったことから、木製の総義歯すなわち木床義歯の作成がおこなわれ、鎌倉時代にはその記録がある。現存する最古の木床義歯は天文七年（一五三八）に七十四歳で没した通称「仏姫」と呼ばれた和歌山市成願寺の草創者、中岡テイの使用していた上顎木床義歯であるといわれている。黒色塗料が塗られ、お歯黒の義歯であったと思われるが、その形態と機能は当時の西欧でつくられていた義歯に比べ、格段に優れたものであるといわれている。

江戸時代のものとしては、柳生飛騨守宗冬の木床義歯が有名である。宗冬は剣聖と言われた新陰流の達人、柳生但馬守宗矩の三男で、父の将軍家師範役を継いだ人物である。昭和二年に東京上野の寺院改葬時において延宝三年（一六七五）に没した宗冬の墓の甕の中から発見されたもので、昭和五十一年に仏姫の義歯が発見されるまでは日本最古の木床義歯として歯科の世界では有名であった。この義歯は黄楊（つげ）材の寄木造でできており、蝋石製の人工歯の付いた、現代の総義歯と比べても引けを取らない精巧なものであった。

図35の写真は日本大学松戸歯学部歯科医学史資料室に保存されている江戸時代中期の沼津藩主水野忠成の木床義歯で、柳生宗冬のものと同様精巧なものである。上顎口蓋粘膜に接する部分は患者の形態に合わせて微妙な切削が施されている。咬合面はケンピンという釘が打ち込んであって木質の摩耗を防いでいる。余談であるが、資

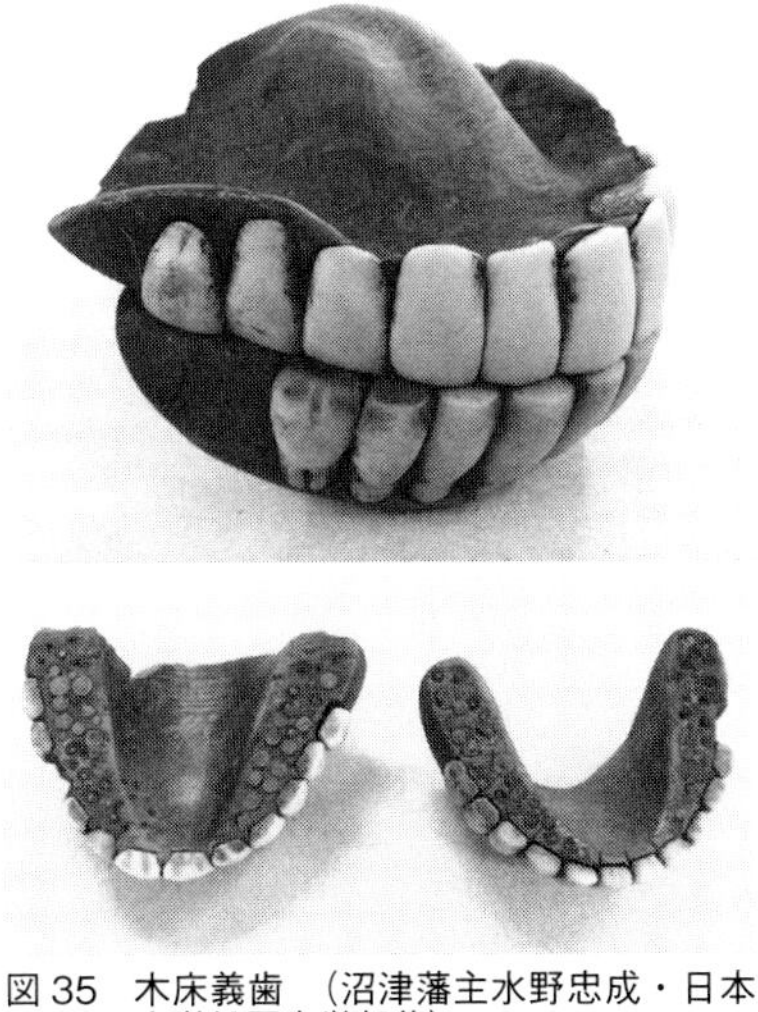

図35　木床義歯　（沼津藩主水野忠成・日本大学松戸歯学部蔵）
上：側面観　下：咬合面

料室長の渋谷鉱教授が二〇〇四年にテレビ番組「開運！なんでも鑑定団」に出品したところ、260万円の値段がついた。番組内で鑑定に当たった専門家は、「当時、これほどの木製の入れ歯を作ることは難しかった。日本の歯科技術が高かったことを証明する価値ある資料」と、当時の職人の技術の高さを絶賛した。

実際、総義歯の作成はかなりの熟練を要したようである。中原泉の小説「空蝉の馬琴」によると、入れ歯師はまず蜜蠟で口腔内の型をとり、別の蜜蠟を圧接し、模型用の陽型を作る。一方、この陽型に合う黄楊を大小十数本のノミで削って、顎の概形を作る。次に食紅を塗った陽型をこの概形に当てて、紅のついた部分を彫刻刀で丹念に削っていく。荒彫の黄楊の入れ歯が仕上がると、患者と紅合わせという実際の口腔粘膜との適合を行うことになる。これだけ手間のかかる木床義歯の値段は高く、大工の一か月の収入が二両の時代に、木床義歯の値段は一両二分というから一般庶民には高根の花であったと思われる。

江戸時代人のむし歯

しばし、歯の「文化」へ話がそれたので、本題の歯の「自然史」へ戻ろう。江戸時代と一言でいっても、色々な階級があったし、色々な地域の人々がいた。歯の形や生育状態もさまざまであったことが想像される。

江戸時代の封建制度の中でトップに君臨した将軍の歯はすでに見たが、それでは比較的身分の高い武士階級の人たちはどうであっただろうか。小山田常一は、武士階級でむし歯が少なかったことの例を報告している。対象は小倉市（現北九州市）宗玄寺の墓地から出土した武家階級の人骨と、京町遺跡から出土した町人（商人や農民）の人骨それぞれ一〇〇体以上で、これらの歯の残存状態とむし歯罹患率を調査した。それによると、むし歯にかかっている個人の人数には差はなかったが、全歯数に対するむし歯の数は武士が7.9％、町人は12.2％であった。最も虫歯になりやすい歯根部を四十〜五十九歳で見ると、武家階級の虫歯は6.2％なのに対し、庶民では12.0％にもなった。これは統計的に有意の差であって、武士と町人では歯磨き習慣を中心としたライフスタイルに違いがあったのではないかと推定している。武士の歯を観察すると、滑沢な摩耗面や象牙質を露出させるほどの摩耗が臼歯部頬側面に見られるほか、くさび状欠損の見られる歯もあった。これらは房楊枝による頻繁な歯の清掃や摩擦が原因であろう。上層階級を中心とした歯磨き粉の利用や房楊枝の使用は一つの流行となっていたことが知られているが、このような人類学的調査はそれを証明するものであるといえる。墓地からは精巧な木床義歯や石製の部分義歯も出土している。また、生前抜けた歯を大切に保存しておいてそれを副葬品として埋葬している例もある。これらの事例はこの遺跡の武士階級が極めて高い口腔衛生観念を持っていたことに他ならない。その集団のむし歯罹患率が低かったのはある意味で当然と思われる。

江戸時代人の歯冠サイズの地理的変異

江戸時代といえども、日本人は江戸ばかりでなく全国に広がっていた。少し江戸から離れて純粋な人類学的立場から江戸時代の全国的な歯の変異について見てみよう。歯の人類学の研究は人骨が頼りであるが、これが出土する地域には偏りがある。江戸時代の骨はこれまで圧倒的に東京が多く、次いで大阪、福岡など大都市周辺が多かった。道路工事、地下鉄工事、ビルの建て替えなどが多いので当然のことであるが、最近、大都市圏外での人骨発掘が増えてきており、全国的な比較も可能になってきている。

長岡朋人は、関東のほかに東北、近畿、九州から出土した江戸時代人の歯を計測し、当時の日本人の歯の大きさの全国的な規模での分布状態を調べた。各歯の近遠心径と頬舌径を足し合わせて歯冠面積とし、各地方の平均値を比べてみると、近畿地方が最大であり、関東、九州がそれに続き、東北地方が最小であった。

人類学分野では、これまでにも頭示数や身長などでも近畿と東北が形態的に対立するような分布を示すことがしばしば報告されている。多賀谷昭は、現代人の身長、肩峰幅、頭蓋計測値などを用いた多変量解析を行った結果、日本人の体形の地理的変異は、近畿に隣接する東海・関東と西南日本の形態が似ており、さらにそれらに外接する奥羽・北陸と南九州も互いに遠いにもかかわらず類似する傾向にあり、これを同心円的構造と呼んだ。河内まき子は、現代日本人の生体計測値を分析してやはり同心円的構造を認め、この同心円的構造の出現は、江戸時代から近代にかけての移行期であり、その時期の生活水準の急激な変化と関連のあることを指摘した。

このような日本人のからだとの関連から、歯のサイズについてもその地理的変異は近畿を中心とした同心円的構造に近く、それは江戸時代から見られたことが分かる。弥生時代にはじまる渡来人の九州への渡来、古墳時代へかけての近畿地方への流入、さらに平安、鎌倉、室町と続く過程の中で渡来人の遺伝子は縄文人と混血しながら東進したという、いわゆる埴原和郎の二重構造説を裏付ける結果である。しかし、その後、長岡の用いた資料とは別の岩手県南部の資料を使って歯の計測を行った鈴木敏彦は、江戸時代の東北地方人の歯冠サイズはすでに関東地方人に近い大きさに達しており、江戸時代後期には渡来系の形質要素をもつ人々が東北にも十分浸透していた可能性が高いと報告している。

7　近代から現代へ

明治時代になり、生活、習慣、社会制度など、すべてが欧米の影響を受けるようになった。食べるものも変化し、それまであまり食べられなかった牛肉や豚肉を食べるようになり、甘いお菓子などに伴う砂糖の消費量も格段に上がった。国家資格となった歯科医師の養成制度も出来上がり、歯科医療もこれまでとは全く別の科学的な方法で行われるようになった。人口は爆発的に増え、何度かの戦争も経験した。このような時代になり、我々の歯を取り巻く環境も激変したが、ここではこれまでの時代の総括として、日本人の歯の大きなトピックを二つあげておこう。

(1)　日本人と第三大臼歯

日本人にとって第三大臼歯は「盲腸」のようなものである。盲腸は、小腸から大腸に移行する部分にあって、人間では退化器官の一つとみられるが、そこに付着する虫垂という部分は炎症がおこり易く、いわゆる虫垂炎という腹部で最もポピュラーな病気の好発部位でもある。この状況は第三大臼歯にもいえる。第三大臼歯はやはり退化器官の一つであり、特に日本人では矮小形や埋伏、欠如が多く、水平埋伏のような場合には周囲歯肉に歯周ポケットを形成しやすく、機械的な清掃が行い難くなる。そのため、歯垢が付着停滞して、時に智歯周囲炎という炎症を起こし、抜歯をしなければならないことがある。その位置や形態によっては抜くことがきわめて困難になる場合もある。退化器官というのは不要だから退化するのであるが、完全になくなるまでは必要と不必要の間をさまよって厄介な病気を引き起こすのであろうか。

図36はオルソパントモグラフという歯科用レントゲン写真である。下顎第三大臼歯は二本とも埋伏しており、右の歯（写真の左）は水平に生えようとしている。上顎は左が埋伏で右が欠損している。

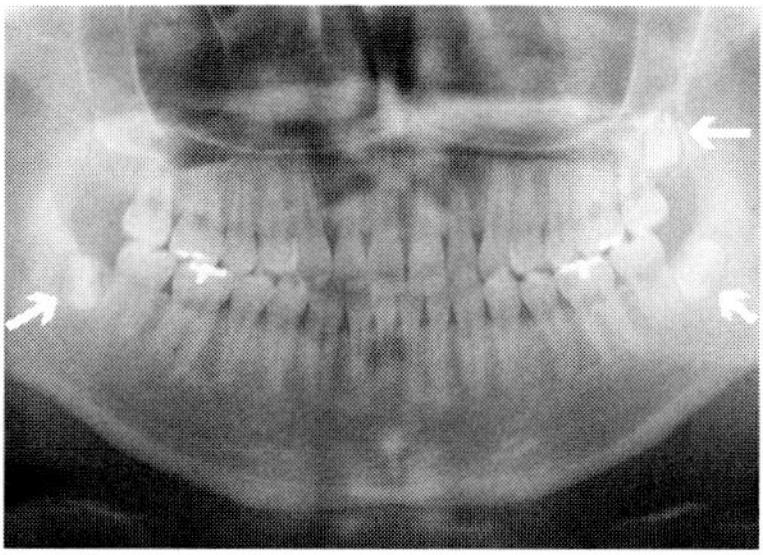

図36　第三大臼歯の埋伏
（日本大学松戸歯学部・石井達郎講師の協力による）

第三大臼歯はすべての歯の中で最も遅く生えてくる歯である。人では十八歳から二十四歳ごろにかけて生えてくる。「親知らず」という名前自体の由来は、江戸時代につくられた「姥桜生ゆる若葉や親知らず」という俳句に由来するという。しかしその意味についてはいくつかの説がある。親知らずの萌出時期は二十歳前後であるが、もうその時期には親は子供の歯に対する興味を失っているので親は生えたかどうだか知らないという説、また、昔のいわゆる成人式である武士の「元服」が十一〜十五歳で行われたため、親とは無関係に一人前になってから生えてくるからと言う説、さらには昔の平均寿命が短い時代は、親知らずが生えてくるころには親は死んでしまっているので親は知る由もないという説などがある。

欧米では人間としての智恵が備わった頃に生える歯という意味で「智歯」と呼んでいる。日本古語の「親知らず」は歯の萌出の時間的な特徴を言い表したものであるが、まさにそれはこの歯の最大の特徴である。ラテン語解剖学名もデンス・セロチヌスといい、遅く生えてくる歯、という意味である。

遅く生えるということは実際の萌出年齢のことばかりではなく、他の歯との比較においてもいえる。ヒト以外の霊長類では乳歯の生え換わりに先立って第一大臼歯が生え、第二大臼歯は乳歯交換期に生え、第三大臼歯は最後の乳歯が脱落後まもなく生えてくるのが普通であるが、ヒトでは第一大臼歯が乳歯交換期の始まりとほぼ同時に、第二大臼歯が交換期以後、第三大臼歯に至っては第二大臼歯からさらに7、8年経て萌出してくる。遅く生えるということは成長期の体力増強のために本来必要とされる時期に参加しないということであり、それだけの必要性がなくなったということを示している。退化形を示すということ、欠如頻度が高いということはその表れである。

第三大臼歯の退化については二つの側面から考える必要がある。ひとつは人類全体における退化で、もうひとつは現代人における退化の集団差である。第三大臼歯欠如の例は中国で発見された藍田原人（七〇万年前）に見られることから、その起源はかなり古いことがうかがわれるが、これは例外的なものとして、基本的に猿人や原人では第三大臼歯は立派に生えており、重要な機能を果たしていた。ネアンデルタール人のような旧人類では第三大臼歯の欠如例はなく、新人段階の後期旧石器時代（約三万－一万年前頃）になってしばしば見られるようになった。したがってヒトの進化の中では比較的最近の出来事と考えてよいだろう。後期旧石器時代になり、調理法や調理道具の進歩によって咀嚼器官に加わる力学的負担は大幅に軽減されたと言われており、それが顎や歯の退化をもたらし、第三大臼歯の退化につながったのであろう。

もうひとつの側面である集団差はどのようにもたらされたのであろうか。図37は現代のおもな人類集団の第三大臼歯欠如率のグラフである。日本人は、中国人、グリーンランド住民、アラスカ住民などと同様、きわめて欠如率の高いグループに入っている。このグループは北アジアでいわゆる北方適応を受けた集団の子孫である。同じアジアでも東南アジア

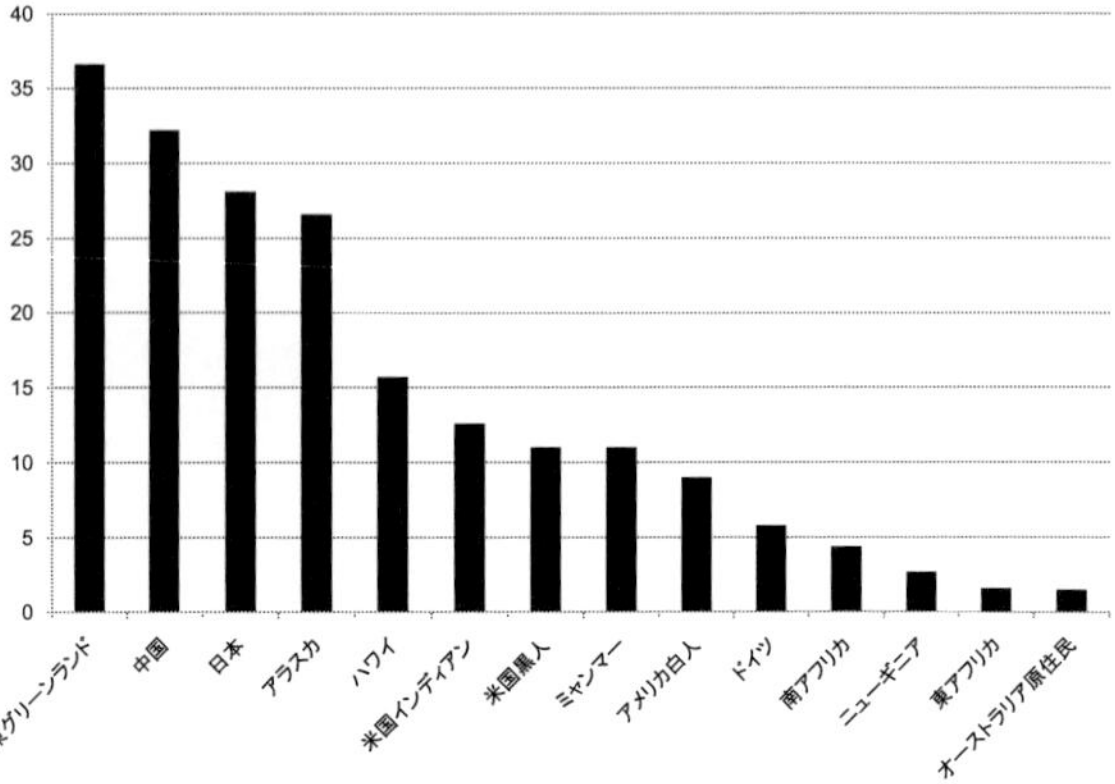

図 37　第三大臼歯欠如率の集団差
（山田 2010 による）

などでは欠如の頻度は高くない。ヨーロッパ白人なども低い頻度を示している。一方オーストラリア原住民や、ニューギニア人、アフリカ黒人などでは欠如率はさらに低い。このような分布はたとえばシャベル型切歯の分布とよく似ている。すなわち第三大臼歯の高い欠如率は東北アジア人の大きな特徴なのである。

日本人では第三大臼歯の欠如が多いとはいえ、これはいつの時代でも同じだったのであろうか。この疑問に答える研究結果が最近出た。山田博之は日本の各地に保存されている古人骨の第三大臼歯を直接観察し、その有無を調査すると同時にこれまで報告された文献からの欠如率を含め、縄文時代

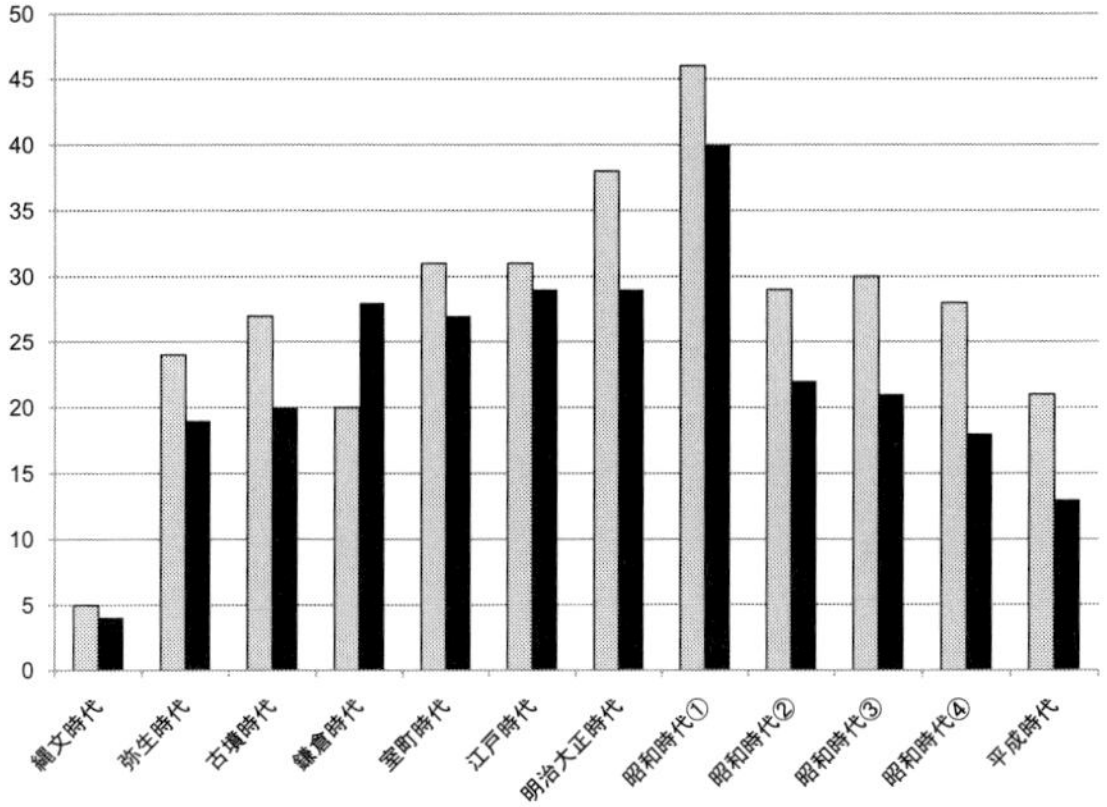

図38　第三大臼歯欠如率の時代変化
（山田2004より引用）

から平成に至るまでの欠如率を示したものである。欠如率は調査した第三大臼歯の数に対する欠如歯の割合である（図38）。

まず、縄文時代であるが、上顎5％、下顎4％ときわめて低い値を示している。これはすでに述べたように、縄文時代人は今の東南アジア人と同じスンダドント系の集団に属する民族と考えられるので彼らの特徴としての欠如率の低さがそのまま表れているものである。これが弥生時代人となると、一挙に欠如率が上昇し、上顎は24％、下顎は19％となる。弥生人は北方適応を受けたグリーンランドやエスキモーと同じシノドント系の民族であり、その特徴がここに表れている。

弥生時代以降の歴史は長いが、その中で大きな日本人集団の移動はない。したがってその後の欠如率の違いは基本的に同一集団内での時代的変化と考えてよい。ちょうど身長や歯のサイズが時代によって変化するのと同じである。弥生時代から昭和初期までの欠如率は漸増傾向であるが、第2次大戦後（一九五〇年代）には急速に低くなっている。この減少傾向は現在まで進んでいるようである。山田は、江戸から昭和初期にかけての漸増傾向は、栄養低下による体格の弱小化、戦後の減少傾向については、食習慣の改善による身長の大型化や性成長の加速化などがその要因であろうと推定している。実際、戦後の日本人の体形の変化は著しく、身長の伸びとともに顔面部の発育もよい。第三大臼歯の発育も向上したといえるであろう。

(2)　歯と顎の話
歯のサイズの変化

明治以後の近代化、昭和の第二次世界大戦後の国民所得の向上などにより、日本人の体格は良くなり、それにつれて歯のサイズも大きくなっていることが様々報告されている。私の研究室には戦前の学生、昭和の小学生、平成の小学生を比較して次第に大きくなっていることを示すデータがある（図39）。ほかにも明治以後、近現代の歯のサイズについて

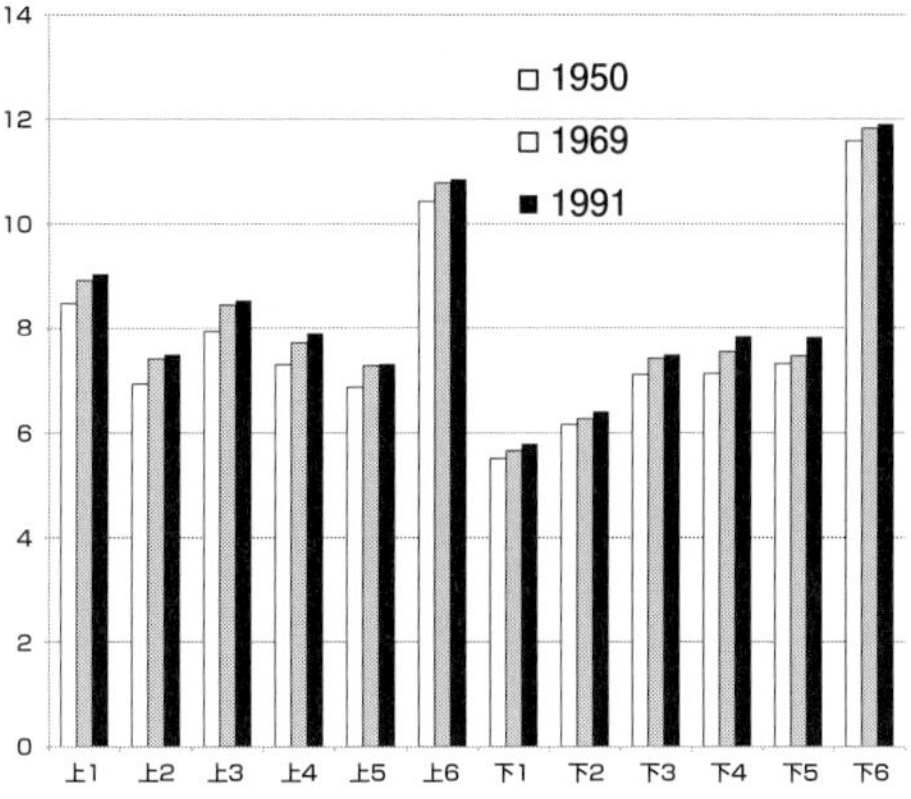

図39　3世代間の歯のサイズの変化
縦軸：mm、横軸：歯種

は多くの報告があり、それをまとめると明治・大正・昭和初期までと昭和後期、そして平成、という三段階での歯の増大傾向があることが分かる。厚生労働省発表の国民栄養調査によると、太平洋戦争後の日本人の主要栄養素は、炭水化物が減り、脂肪やたんぱく質が一九九〇年代をピークに増えたということが分かる。この栄養学的変化は、体位の向上や性成熟の早期化をもたらしたが、歯のサイズの増大や、歯の萌出順の変化にも影響を及ぼしたと考えられる。

山田博之は、昭和以前の歯のサイズについて、文献の資料からＴＡＴＳ値（総合値）という集団の近遠心径の合算値を計算して各時代の歯の大きさの変遷を報告している。それによると日本では歯のサイズが、小さいところからスタートし、一度大きくなり、また小さくなり、再び大きくなったことが分かる（図40）。初めの小さい歯はすでに述べた縄文時代の歯である。次いで歯の大きい弥生人が渡来し、日本列島の主たる住民になったが、彼らの歯のサイズは大きかった。その後、混血や環境変化により、鎌倉、室町ではやや小型になったが、江戸時代あたりから上昇に転じ、現代では史上最大の歯のサイズを誇るようになった。戦後の日本人の身長や体重の増加は著しいが、それは西欧化された生活形態や食生活の向上に伴う高エネルギー食物の摂取が要因とされている。歯のサイズの増大要因も一般体格の向上と軌を一にするものと考えられよう。

　身長が増加して困ることはないと思うが、歯の場合はどうだろうか。大きくなることによっ

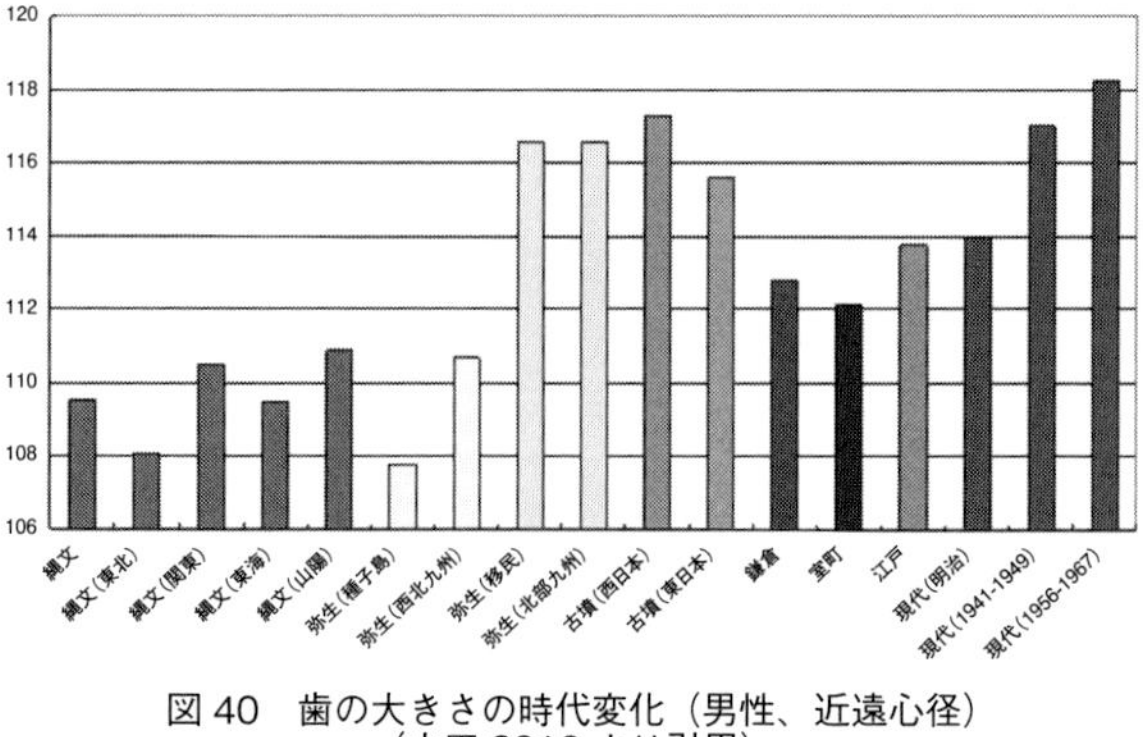

図40　歯の大きさの時代変化（男性、近遠心径）
（山田2010より引用）

て不都合なことが生じないだろうか。歯の場合は、あごの骨の上に乗っているので、骨とのサイズのバランスということが問題になってくる。小児歯科学や歯科矯正学の世界では、叢生などの不正咬合の要因を探る研究がなされているが、そこでの常に問題になるのが歯のサイズと顎のサイズである。

顎のサイズ

まず、人類学分野で研究された長期間での形態変化を見てみよう。

海部陽介は、縄文時代から現代までの各時代の下顎骨を計測し、各部の時代的変化を報告している。それによるともっとも顕著な変化は、左右の顆頭間距離や下顎角間距離のような幅のサイズで、これらは縄文より、弥生が大きく、そのあとは一貫して縮小し、現代では、弥生に比べて７－８％ほど小さくなっている。下顎体の長さを正中面に投影した長さや下顎枝の長さは５％ほど短くなっている。両者のなす角度である下顎角は縄文の１１９.５度に比べ、現代では１２５.１度と開いている。下顎体の高さや下顎枝の前後径はいずれも７％ほど縮小している。この他にも特に、筋肉が付着する部分の計測値の減少が著しく、海部は、このような退行現象は咀嚼時の骨にかかるストレスが減じたことにより、顎骨の発育が十分に行われなかった結果であると推察している。

縄文人の下顎骨と現代人の下顎骨を子供から大人までCTで観察した深瀬均によると、縄文人では下顎の成長が速く、早い段階で大人の形態に近付いていることを指摘している。また、骨を構成する皮質骨の厚さも縄文人のほうが厚いことから、やはり力学的なストレスが、縄文人の下顎骨に多くかかり、現代人では少ないので骨の発達が悪いのではないかと推測している。図41で示すように、縄文人と現代人の下顎骨側面観は対照的な形態を示す。特に下顎骨正中結合部位は咬合による張力の発生場所であるため、断面積が大きく、皮質骨も厚い。それは現代人でも同様と思われ、現代人では他の部分が相対的に退化したにもかかわらず、オトガイ部の大きさは大きいまま残っている。それが現代人の下顎骨形態を特異なものとしている。

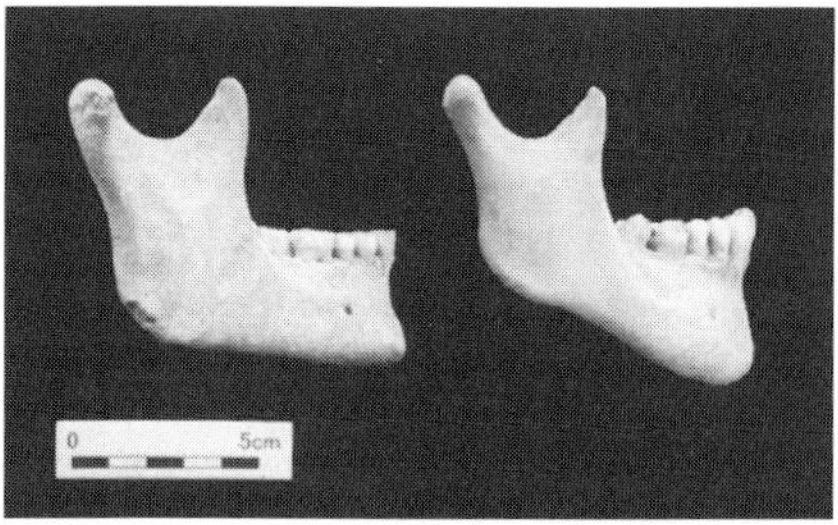
図41　縄文時代の下顎骨（左）と現代人の下顎骨（右）
（Fukase, H. and Suwa, G. 2008 による）

最近の下顎骨

戦後の変化として、高木祐三は、一九九一年から一九九二年にかけて日本小児歯科学会

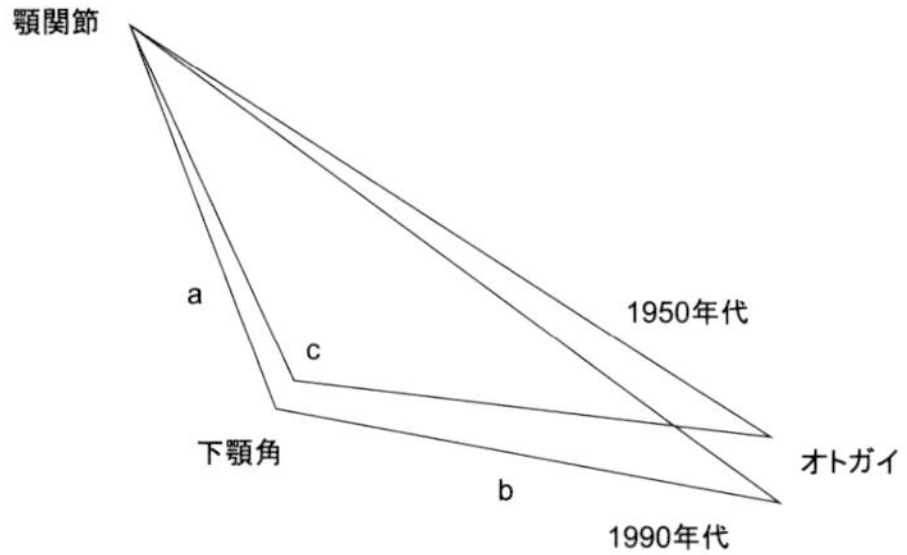

図42　戦後の下顎骨の形態変化概念図
a　下顎枝長　b　下顎体長　c　下顎角　いずれも大きくなっている。

が行った頭部X線規格写真の全国調査のデータをもとに、いくつかの興味深い分析を行っている。それによると、上顎骨の前後径や下顎底に沿った下顎体長は、戦後間もない一九五八年の調査に比べて、大きくなっている。また、下顎枝の長さも10%以上大きくなっている。日本人の下顎骨は少なくともここ三十—四十年ぐらいは大きくなっているということである。下顎角の開大も見られ、これに伴い顔は長顔型になっている。このような下顎骨の成長は身長に代表される体格向上と関係が深いといわれている。歯のサイズの増大に、90年代の高脂肪、高蛋白の摂取が影響を及ぼしたように、下顎骨もその影響を受けているのである。また、歯の集合である歯列弓も現代は六十年前に比べて長径、幅径とも大きくなっているという報告もある。このような戦後の変化をまとめると図42のようになる。

不正咬合の原因

二千年余りの日本人の下顎骨の形態は変化に富んでいる。現代に向かって徐々に進んだ縮小傾向はあるものの、逆に紀元二〇〇〇年前後の現代の局面ではサイズが大きくなっている。すでに見たように、現代人の歯の大きさは、縄文人より大きいことは間違いなく、弥生時代人からも小さくなっていない。歯並びは歯と顎のサイズのバランスの上に成り立っているが、増加しているといわれる不正咬合の実態はどうなっているのだろうか。

日本の古人骨について精力的に不正咬合の調査を行った井上直彦によると、縄文時代以後日本人の不正咬合は増加の一途をたどり、特に現代ではその率は70パーセントを超えるとされている。その内訳をみると叢生が最も多く、次いで上顎前突、開咬その他、反対咬合となっている。中でも叢生は歯を収める顎のスペースに対し、歯の近遠心径の合計が大きいために歯がきれいに並ばず、乱杭歯状態になるもので、歯と顎のサイズのアンバラン

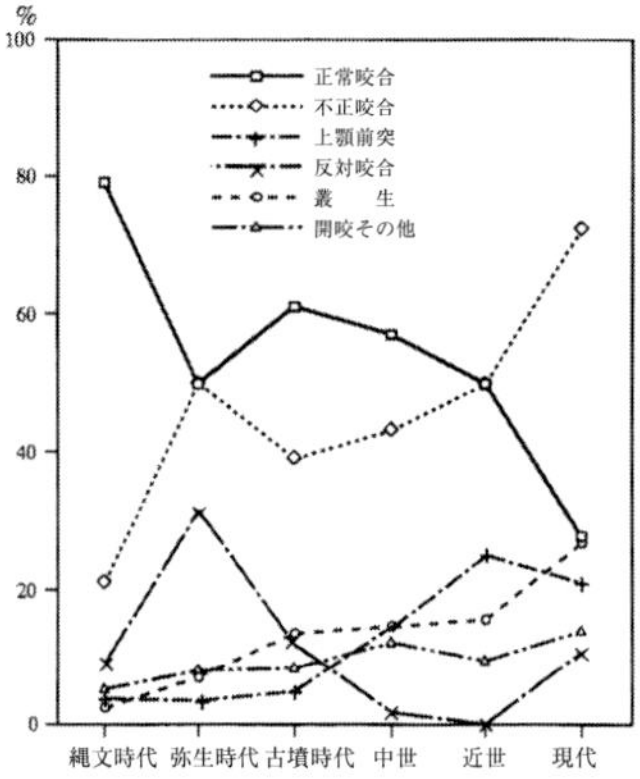

図43　不正咬合の頻度の時代推移（井上1999より引用）

ス（ディスクレパンシー）の結果生じるものとされている。

このような時代の変遷に伴う不正咬合の増加を基礎に、井上はさらに日本の各地で世代別不正咬合の頻度調査を行った。それによると一九二五年世代から一九六五年世代までの四十年間に叢生は10パーセント台から26.6パーセントに増加している。その結果、叢生を含む不正咬合全体も60パーセントから70パーセント以上の人に見られるようになったという。井上はその要因の一つとして、ファーストフードに代表される軟食傾向を挙げ、それが下顎骨の退縮を促し、叢生などの不正咬合の増加につながったと主張した。

しかし、これについては異論もある。とくに下顎骨の増大が明らかになった一九九〇年以降、様々な見解が出されている。中島昭彦は、叢生の頻度に関してはこれまでの研究が研究者によって異なる基準が使われているために比較が難しいこと、また、同一測定者が発生頻度を世代ごとに調べた研究でも十分な統計量がないことから確かなことはなかなか分からないとしている。はっきり言えることは、叢生患者の歯は大きく、それには親から譲り受けた遺伝的要因と最近の歯の増大傾向が相乗作用を及ぼしているとしている。また、軟食傾向の影響は下顎骨の長さではなく、特に環境の影響を受けやすい下顎骨の下顎枝と下顎角の形態に出ていることを強調している。

食べ物と顎の発達の関係を知るために町田幸雄は、３歳から20歳前後までの子どもに、乳児期の栄養方法や離乳時期に与えた食物などの調査を行い、それらと成長後の歯列の関係を探った。これらの子どもは調査後の永久歯列で正常歯列（43％）、叢生歯列（36％）、空隙歯列（21％）の３群に分けられたが、それと好んで食べた食品との関係は見られず、結果的に小児期においてほとんど同じ物を食べているにもかかわらず、永久歯列になると正常咬合、叢生、空隙歯列に変化するということが分かった。ハンバーグやスパゲティーなどの軟らかいものを食べていても空隙歯列になる子どももいた。歯槽基底部の長さについては、正常歯列と叢生歯列の間に差はなく、結果的に叢生歯列群の際立った特徴は永久歯歯冠近遠心径の総和が大きいことであった。このことから、軟食が叢生の原因ではなく、歯の大きさが叢生の原因であると結論している。

矯正患者の歯の大きさについては山田博之も報告している。矯正歯科には何らかの歯列の異常を訴える患者が訪れるが、これらの患者について不正咬合の分類を行い、その歯の近遠心径（前歯群）について一般集団との比較を行った。その結果、上顎前突群や叢生群では一般集団とはかけ離れて大きい歯をもつことが分かった（図44）。このことは歯の大きさがやはりこれまでの研究と同じく不正咬合の成立に関与していることを示している。

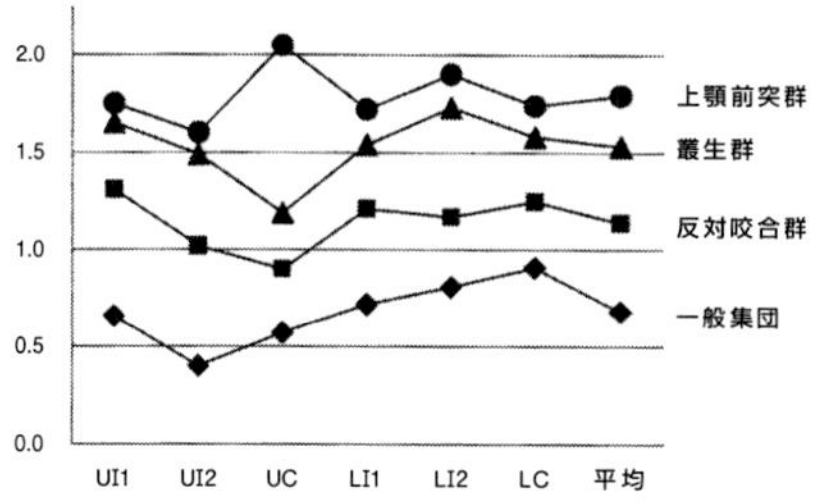

図44　歯冠近遠心径の基準化平均値による各群の比較（山田ら2008による）

この結果は、比較的早期に歯が萌出する前歯の大きさを調査することによって、将来起きると予想される不正咬合の有効な鑑別手段となることを示している。

人類進化の中で顎の退縮は著しく、歯の小型化を上回って進んだことにより、顎と歯のアンバランスが生じた。第三大臼歯の縮小や欠如は、なんとか歯列を顎の中に収めるという人間側の適応方策かもしれないが、それも数千年という短い期間ではなかなか対処しきれないのであろう。結果的に歯の大きい人は叢生や上顎前突という形をとらざるを得ない状況になっている。歯を形成する遺伝子は長い進化の跡を引きずっており、しかも個人的変異が大きい。現代において、下顎骨の拡大傾向があるとはいえ、不正咬合が必ずしも減少するほどの変化ではないと思われる。歯の大きさというものは胎児期に形が決まってしまい、骨のように生後の環境変化を受けないので進化学的に見て退化が進みにくいということを改めて認識させられる。

本章のまとめ

旧石器時代から現代まで、一万年以上の日本人の歯の形の変化やそこに残された文化の影響を概観した。日本人の歯は小型で単純な形質をもつ縄文人の歯の形態を基礎にして、後に大陸から渡来した大型で複雑な形質をもつ弥生人の影響を受けた。その後、環境変化や文化の影響により各時代にそれぞれ特徴的な傾向が見られるようになった。とくに現代に向けては生活様式の激変により保守的な歯の形態にも様々な変化が見られる。人間の器官でこのような時代変化を見ることができるのは骨と歯だけである。とくに歯は食生活を通じて生活痕を残すので過去の日本人の復元には欠くことができない。歯という小さな器官がいかに雄弁に日本人の歴史を語っているかを分かっていただければ幸いである。

参考文献

Anderson, D. L. and Popovich, F: Association of Relatively Delayed Emergence of Mandibular Molars Reduction and Molar Position. American Journal of Physical Anthropology, 54:369-376, 1981

池田次郎　海と山の縄文人、形態の地域差と時代差　六興出版 1985

池田次郎　異説・弥生人考、季刊人類学　12、1981

石井拓男、渋谷鉱、西巻明彦、スタンダード歯科医学史、学建書院、2009

石田肇、百々幸雄、顔の平坦さ、バイオメカニズム学会誌、14巻、200-206、1990

伊藤学而、咀嚼システムの形成と適応、風人社、東京、1988

井上直彦、そしゃく器官の発達と歯科保健、口腔保健協会、1999

井上直彦、歯の咬耗と隣接面摩耗程度の時代的変化、日本人はどこから来たか、読売新聞社、1988

今村基尊、近藤信太郎ら、第一大臼歯と中切歯の萌出順序、小児歯科学雑誌、39、503-515, 2001

大島直行、北海道の古人骨における齲歯頻度の時代的推移、人類学雑誌、104：385-396, 1996

大野粛英、羽坂勇司、目で見る日本と西洋の歯に関する歴史、わかば出版、2009

小片保、旧石器時代人骨、縄文時代人骨、人類学講座５、日本人Ｉ、雄山閣　1981

岡崎健治、縄文・弥生・中世・近現代人の成長パターン、花書院、2009

Ohsako, M.: Temporal changes in Maxillary Alveolar Profile Angle and Inclination of Incisor in Jaoan, Anthropological Science, 108:387～406, 2000

Oyamada, J.: Dental Morbid Condition of Hunter-Gatherers on Okinawa Island during the Middle Period of the Prehistoric Shell Midden Culture and of Agriculturalists in in Northern Kyushu during the Yayoi Period. Anthropological. Science. 104:261-280, 1996

Oyamada, J. et al.: Low AMTL ratios in medieval Japanese dentition excavated from the Yuigahama-minami site in Kamakura. Anthropological. Science. 115:　47-53, 2007

海部陽介、歯槽性突顎と前歯前突に与える歯牙咬耗の影響　東京大学理学部　博士論文 1999 年

海部陽介、歯列の異常　―不正咬合の進化医学―、成人病と生活習慣病、39 巻 12 号、1381-1384,　2009

Kaifu, Y.: Changes in mandibular morphology from the Jomon to modern periods in eastern Japan. Am. J. Phys. Anthrop., 104:227-243, 1997

Kaifu, Y.: Tooth wear and compensatory modification in anterior dentoalveolar complex in humans. . Am. J. Phys. Anthrop., 111:369-392, 2000

Kaifu, Y. : The cranium and mandible of Minatogawa 1 belong to the same individual: a response to recent claims to the contrary, Anthropological Science, 115:159-162, 2007

金澤英作・葛西一貴編、歯科に役立つ人類学、わかば出版、2010

葛西一貴、川村　全、機能形態学から歯の植立と顎骨との関係を考える、歯界展望 99 巻 5 号、1097 － 1103、2002

Kimura, R.: A Common Variation in *EDAR* Is a Genetic Determinant of Shovel-Shaped Incisors. American Journal of Human Genetics, 85:528-535, 2009

河内まき子、変化する日本人の身体、明治時代から現代まで、特集日本人の起源、遺伝 61 巻 3 月号、66-70、2007

Kouchi, M. Geographic variation in modern Japanese somatometric data: A secular change hypothesis. The University Museum, The University of Tokyo, Bulletin, 27:93-106, 1986

河野礼子、デジタル解析からみた港川人、特集日本人への旅、科学、4 月号、378-380、岩波書店　2010

Kodera, H.: Inconsistency of the maxilla and mandible in the Minatogawa Man No. 1 hominid fossil evaluated from dental occlusion. Anatomical Science International, 81:57-61, 2006

小金井良精、日本石器時代人の歯牙を変形する風習に就て、人類学雑誌、34 巻、11 号、1919

佐倉朔、日本人における齲歯頻度の時代的推移、人類学雑誌、71:153-177, 1964

Shultz, A. H., Eruption and Decay of the Permanent Teeth in Primates, American Journal of Physical Anthropology, 19, 489-581, 1935

鈴木隆雄、骨からみた日本人、講談社、1998

鈴木敏彦、歯冠計測値からみた東北地方中央部江戸時代人の成立、東北大学歯学雑誌、26 巻 81-100 頁、2007

鈴木誠、酒井琢朗、The Japanese Dentition、私家版、1973

鈴木尚、日本人の骨、岩波新書、岩波書店、1963

鈴木尚、骨からみた日本人のルーツ、岩波新書、岩波書店、1983

鈴木尚、骨は語る 徳川将軍・大名家の人びと　東京大学出版会 1985

鈴木尚、矢島恭介、山辺知行共編、増上寺徳川将軍墓とその遺品・遺体　東京大学出版会、1967

Suzuki, Hisashi.: Microevolutional changes in the Japanese population from the prehistoric age to the present-day. J. Fac. Sci., Univ. Tokyo, Section V, 3:279-309, 1969

Suzuki, Naohide, Generational Differences in Size and Morphology of Tooth Crowns in the Young Modern Japanese, Anthrop Sci, 101 (4):405-429, 1993

高橋昌巳、金澤英作ら、年代を異にした 2 つの小学校の歯のサイズと萌出順序に関する比較研究、小児歯科学雑誌、43 巻 1 号、85-93、2005

多賀谷昭、生体の特徴からみた日本列島の人びと、モンゴロイドの地球、3、日本人の成り立ち、東京大学出版会、172-191 ページ、1995

竹原直道編著、むし歯の歴史　－または歯に残されたヒトの歴史－　砂書房　2001

Dean, M. C.: The Eruption Pattern of the Permanent Incisors and First Permanent Molars in Australopithecus *(Paranthropus) robustus.* American Journal of Physical Anthropology, 67:251-257, 1985

デビット・ランバート、図説人類の進化、平凡社、1993

Nakagawa R. et al.: Pleistocene human remains from Shiraho-Saonetabaru Cave on Ishigaki Island, Okinawa, Japan, and their radiocarbon dating. Anthropological Science, 118: 173-184, 2010

内藤芳篤、西九州出土の弥生時代人骨、人類学雑誌、79: 236-248, 1971

中橋孝博、日本人の起源　講談社　2008

中橋孝博、骨から辿る日本人の身体の変化、特集日本人の起源、遺伝 61 巻 3 月号、61-65、2007

Nakahashi, T.: Temporal craniometric changes from the Jomon to modern period in western Japan, Am. J. Phys. Anthrop. 90:409-425, 1993.

中島昭彦、叢生歯列発症における遺伝要因と環境要因、誌上シンポジウム　最近の日本人の顎は小さくなっているのか、日本歯科評論、672 号 80-88、1998

中原　泉、空蝉の馬琴、生きて還る、株式会社テーミス 2008

中原　泉、歯の人類学、医歯薬出版、2003

中原　泉、現代日本人の顎は一回り大きくなっている、誌上シンポジウム　最近の日本人の顎は小さくなっているのか、日本歯科評論、672 号 73-79、1998

長岡朋人、平田和明、江戸時代人の歯冠サイズの地理的変異、人類学雑誌、111:143-154、2003

長岡朋人、静島昭夫、澤田純明、平田和明、中世日本人頭蓋形態の変異、人類学雑誌、114:139-150、2006

Nonaka, K. et al., Changes in the Eruption Order of the First Permanent Tooth and their relation to season of Birth in Japan. American Journal of Physical Anthropology, 82:191-198, 1990

長谷川正康、歯の風俗誌、時空出版、1993

長谷川正康、歯科の歴史おもしろ読本、クインテッセンス出版、1993

長谷川正康、むしばのたはごと（上）（下）、書林、1983

長谷川正康、江戸の入れ歯師たち、一世出版、2010

Hanihara, K.: Dual structure model for the population history of the Japanese. Japan Review, 2:1-33, 1991

馬場悠男・金澤英作編、顔を科学する、ニュートンプレス、1999

原　三正、「お歯黒」の研究、人間の科学社 1994

春成秀爾、抜歯の意義（1）考古学研究　20-2、25-48、1973

春成秀爾、叉状研歯、国立歴史民俗博物館研究報告 21、87～137 頁、1989

藤田　尚、縄文時代人の齲蝕　老年歯科医学　第 20 巻 3 号 231-235 頁、2005

藤田　尚、縄文時代人の風習的抜歯　老年歯科医学　第 21 巻 1 号 48-51 頁、2006

藤田　尚、日本人の齲蝕の歴史的変遷、老年歯科医学　第 20 巻 4 号 376-379 頁、2006

藤田　尚、江戸時代人とむし歯　竹原直道編著　むし歯の歴史－または歯に残されたヒトの歴史－　砂書房　2001

Brothwell, D.R., Carbonell V. M. and Goose D. H.: Congenital absent of teeth inhuman populations. In: Brothwell D.R. (ed.), Dental Anthropology, Pergamon Press, pp. 179- 190, 1963

町田幸雄、軟食摂取と永久歯列配列の関係、誌上シンポジウム最近の日本人の顎は小さくなっているのか、日本歯科評論、672号53-60、1998

松下孝幸、弥生人とむし歯、竹原直道編著、むし歯の歴史－または歯に残されたヒトの歴史－　砂書房　2001

松村博文、縄文人の歯・弥生人の歯、原日本人、朝日ワンテーママガジン、朝日新聞社、1993年

Matsumura H.: A microevolutional history of the Japanese people as viewed from dental morphology. National Science Museum Monographs No. 9, 1-130, 1995

溝口優司、頭蓋の形態変異、情報考古シリーズ1、勉誠出版 2000

山賀禮一、歯無しにならない日本人、情報センター出版局、1995

山口　敏、日本人の生いたち - 自然人類学の観点から -、みすず書房、1999

山口　敏、中橋孝博編、中国江南・江淮の古代人　―渡来系弥生人の原郷を訪ねる―、てらぺいあ社刊、2007

Yamaguchi, Bin : A study on the facial flatness of the Jomon Crania, Bull. Natn. Mus., Tokyo, Ser. D, 6, 21-28, 1980

山田博之、近藤信太郎、花村肇、日本人第3大臼歯欠如頻度の時代変化、人類学雑誌、112巻75-84、2004

山田博之、小塩裕、女性歯科矯正患者の前歯の大きさ、Anthropological Science（Japanese Series）Vol. 116（1）、15–23、2008

山田博之、歯の豆辞典―歯科人類学のすすめ―、インターネット・ホームページ http://ymd20hiro4.sakura.ne.jp/

山本美代子、日本古人骨のエナメル質減形成、人類学雑誌 96:417-433, 1988

山崎　清、歯と民俗文化、天佑書房、1942

山崎　清、顔の人類学、天佑書房、1943

渡辺　誠、縄文文化における抜歯風習の研究、古代学12巻、4号、1966

第三章　日本人の歯のルーツ

知り合いのドイツ人歯科医師からこんなことを聞いたことがある。むし歯などの治療で歯質が減り、人工的な歯冠部を形成するときに、根管治療といって、歯の神経を抜くことがあるが、その際にリーマーという細い針金のような器具を使って歯根管の中を探りながら、神経をその針金に絡みつけて除去する。ある時アジア人の患者さんが来てこの治療を行ったところ、いつものドイツ人をやっているつもりでリーマーをグイッと突っ込んだらプスッと簡単に根尖を突き抜けて歯槽骨に達してしまったというのだ。これは半分冗談だったかもしれないが、とにかくその患者の根は短かったのである。大きな事故にはならなかったものの、根尖部の組織に多少のダメージを与えたかもしれない。

一般にアジア人、特に中国人や日本人は、欧米人に比べて歯は大きく（太く）、根が短い。このことは昔、名著である岩波新書の「歯の話」を書いた、元東京大学教授・藤田恒太郎が次のように述べ

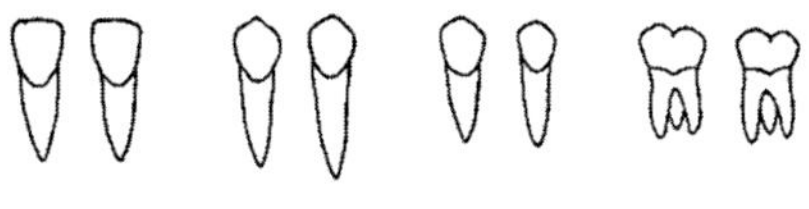

図１　日本人と白人の歯の大きさの比較
上顎の中切歯。犬歯。第１小臼歯。第１大臼歯（左：日本人、右：白人）（藤田恒太郎、歯の話、より引用）

ている。「日本人の歯はずんぐり型であり、白人の歯はやせ型で、長い。」

日本人の歯は、一般的にヨーロッパ人より歯冠も歯根も水平方向の径（近遠心径や頬舌径）が大きく、縦方向が短い。こういう特徴は皮膚の色とか、血液型と同じく、人種特徴といわれるもので、新人がアフリカで生まれてユーラシアに拡散してゆく十数万年の間に獲得されたものである。アジア人の祖先が環境に適応してゆく過程で、気候や食べ物などの違いによる何らかの淘汰が働いたものと思われる。

歯は大きいほうがより多くのものを咀嚼できる。したがって大きいほうが生存には有利であるが、逆に少ない食物でも十分に生きていけるとなれば小さくてもよいわけである。また、歯というものは顎の中に生えているので、ある程度骨の形の影響を受ける。特に歯根は、縦方向に十分な骨の大きさがあれば長くなるし、十分でなければ短くなる。したがって、歯根が短いということは、上顎骨の歯槽突起や下顎骨の歯槽部が縦方向に短いということを示している。淘汰圧というのは、歯に直接働いた可能性もあるが、骨に働いた可能性も考えられる。

このような歯は、いつ頃どこから日本人のものになったのだろうか。

1　モンゴロイド・デンタル・コンプレックス

日本人の歯のかたちを語るに当たっては、まず、この言葉とその意味を知っておく必要がある。

モンゴロイド・デンタル・コンプレックス（Mongoloid Dental Complex）とは、元東京大学人類学教室の教授であった埴原和郎が一九六六年に提唱した概念で、ヒトの歯の形質の中で特にアジアの人々に多い形質をまとめて表現したものである。モンゴロイドという言葉は、日本語では類蒙古人と訳され、モンゴル人に似た人々という意味であるが、人種差別的なニュアンスがあるので、最近では使われなくなってきている。しかし、当時の人類学の中ではコーカソイド、ネグロイドとともに盛んに使われた用語であった。デンタルは、「歯の」という形容詞で、歯科医院のデンタル・クリニックなどで多くの人に知られている英語である。コンプレックスは、いくつかの部分から構成されたものとか複合体という意味の英語で、通して日本語にすると「類蒙古歯冠形質群」となる。しかしこの堅苦しい用語はほとんど使われず、オリジナルをそのままか、「モンゴロイド歯冠形質群」などが使われている。

モンゴロイド・デンタル・コンプレックスは、具体的には何を指すかというと上顎切歯のシャベル型、下顎大臼歯の第六咬頭、第七咬頭、屈曲隆線、プロトスタイリッドを指す（図3、5）。コンプレックスとは言え、たった二種類の歯の形質である。すでに述べたように歯のノンメトリック形質には様々な種類があるが、ここにあげた2歯種5形質は、アジア人で特に高頻度で出現するとされた形質である。ちなみに埴原（一九六六）が示した乳歯での結果（乳中切歯と第二乳臼歯）をここに掲げる。

表1の中のピマ・インディアンとは、アメリカの人類学者ダールバーグが採集したアメリカ・インディアンの一部族で、数値はその歯列模型からのデータである。イヌイットはかつてエスキモーとよばれた極北の人々である。いずれも北アジアで北方適応を受けた民族で、氷河期に陸続きになっていたベーリング海峡を渡り、北米に達した集団であるの

表1　乳歯におけるモンゴロイド・コンプレックスの頻度

人種／形質	シャベル型 (Ui1)%	第六咬頭 (Lm2)%	第七咬頭 (Lm2)%	屈曲隆線 (Lm2)%	プロトスタイリッド (Lm2)%
日本人	76.6	36.9	73.7	71.6	44.7
ピマ・インディアン	61.6	36.8	72.9	84.3	89.0
イヌイット	50.0	37.7	79.4	67.9	67.3
アメリカ白人	0.0	7.3	40.7	13.0	14.5
アメリカ黒人	10.0	14.0	46.8	19.1	17.0

（Ui1= 上顎乳中切歯、Lm2= 下顎第二乳臼歯）

で、人種的には我々と同じアジアのモンゴロイドである。

「モンゴロイド歯冠形質群」とよばれた5つの形質は全て、表の上3つの集団と下2つの集団とではっきりと頻度の違いを示している。

その後の研究で、これらの形質の永久歯での頻度が多くの地域で調べられたが、ここではオセアニアを含む主な地域での頻度を表に掲げる（表2）。これを見るとシャベル型については日本人や北アジア系のイヌイット、インディアンなどで高く、次いで東南アジアやポリネシアで多く、ヨーロッパ、アフリカ、オーストラリアでは極めて低い

表2　世界各地域のモンゴロイド・コンプレックスの頻度（スコットとターナー　1997　による）

地域／形質　%	シャベル型	第六咬頭	第七咬頭	屈曲隆線	プロトスタイリッド
ヨーロッパ	7.6	3.7	4.2	9.7	0.0
東アフリカ	9.6	8.6	12.3	28.6	–
南アフリカ	11.0	11.6	42.9	32.7	–
日本	78.9	27.0	4.5	27.6	18.4
イヌイット	72.7	28.6	5.9	55.5	–
北アメリカインディアン	83.7	36.8	4.7	49.2	31.0
東南アジア	37.2	17.1	5.8	30.3	–
ポリネシア	29.7	52.0	6.0	24.7	4.0
オーストラリア原住民	6.5	52.3	5.6	41.1	–

ことが分かる。シャベル型切歯は東北アジアを頂点とした分布を示しているようである。一方、第六咬頭は東北アジアでは中程度で、ポリネシア、オーストラリアで最も高い。オーストラリア原住民はアジアに移動した新人のもっとも古いタイプといわれているが、後に述べるように独特の歯の形質をもっている。第七咬頭は前述のとおり、南アフリカの黒人で極めて多い。プロトスタイリッドは日本やアメリカ・インディアンで多い。

このように埴原がモンゴロイド・デンタル・コンプレックスと名づけた5つの形質はその後の調査で必ずしもモンゴロイドだけに多いものではないことが判明したが、ある人種に特有な歯の形質があることを明らかにした功績は大きい。しかも、この後さらに大きなアジアの集団の移動と人類形成史に関係する学説につながってゆくのである。

シャベル型切歯

図2の写真は日本人学生の石膏印象模型であるが、上顎中切歯の舌側面に深い舌側面窩が見られる。すでに述べた

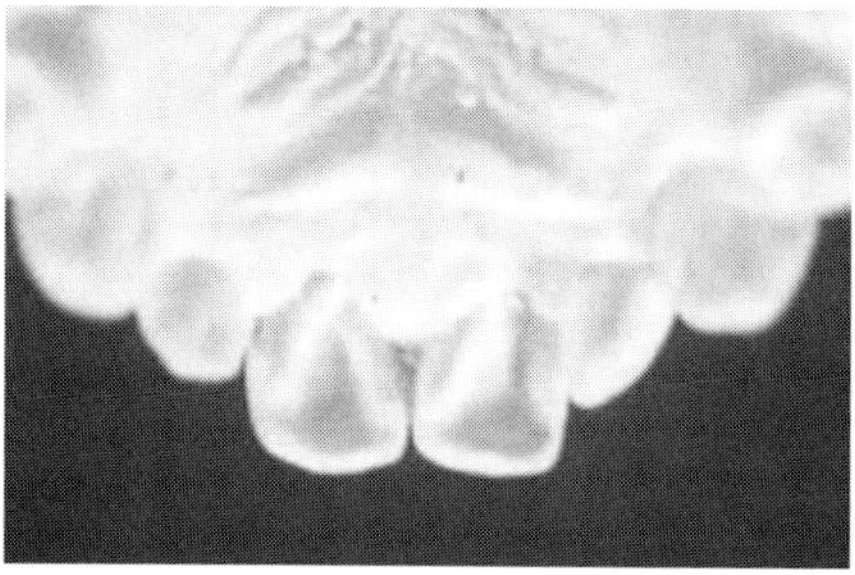

図2　上顎中切歯のシャベル型

ように、このくぼみは日本人や中国人をはじめとする東北アジアの人々の特徴である。東南アジアの人々ではくぼみの程度がもう少し弱く、ヨーロッパ人などではもっと程度が低くなり、くぼみが全くない人もたくさんいる。

くぼみという表現を使うことが多いが、逆の見方をすると、これは歯冠の両側の辺縁隆線が極めて高度に発達したもの、と見ることができる。東北アジアの人々はもともとアジアの南から来たが、北方での寒冷な気候や狩猟生活に適応して、体が大きくなり、歯も発達した。辺縁隆線の発達は動物の肉や硬い果実を食べるための力学的適応と考えられている。

上顎切歯の舌側のくぼみをシャベル型と呼んだのは案外古く、歯科では有名なミュールライターの教科書（一八七〇）には記述がある。しかし、この言葉が有名になったのは、アメリカ人類学会を創設したヘリチカ（Hrdlička）が、アメリカ・インディアンやイヌイットの切歯を調べ、この形質を「シャベル型切歯」（Shovel-shaped incisor）として発表した時からである。

この形質は、切歯の舌側面の近心と遠心の辺縁隆線が堤防状に隆起し、結果として2つの隆起の間の舌側面がくぼみ、全体として石炭シャベルのような形状になったものをいう。図3は、ヘリチカによるシャベル型の発達程度の分類である。左からno：なし、tr：trace　痕跡、ss：semi-shovel　半シャベル型、s：shovel　シャベル型と呼ぶ。

ヘリチカ以来、この形質はアジア人（モンゴロイド）特有の形質として認識されているが、程度の差こそあれ多くの民族にみられるもので、これまで様々な研究がなされている。その起源は古く、ヨーロッパのネアンデルタール人や、さらに古い北京原人などにも認められている。しかし、ネアンデルタール人や、さらに古い北京原人とは直接類縁関係のない新人になってこの形質が出現した要因については、国立科学博物館の溝口優司が次のように述べている。

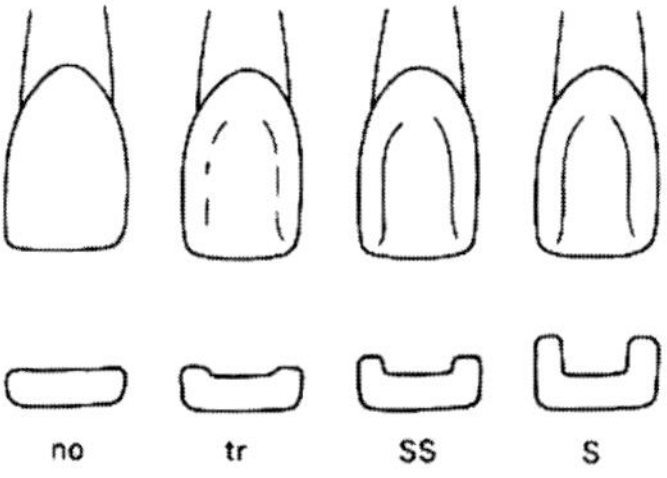

図3　シャベル型切歯の分類
（溝口優司　1994　より引用）

北極圏へ移動した新人が狩猟で得た肉を食べたり、皮なめしの作業や道具を作るときに第三の手として切歯を利用した。切歯を使うことにより、切歯にかかる負荷に耐えうる形態が選択された後、これらの人々が温暖な地にもどってアジア人にシャベル型を伝えたが、現代のヨーロッパ人は牧畜生活に適応してシャベル型を失った。

辺縁隆線はさらに発達して、唇側にまでその影響を及ぼすことがある。その発達により唇側もシャベル型になることから、ダブルシャベルとよばれる。下の写真のように唇側面隆線が発達すると相対的に中央部がくぼんで見える。これも日本人や東北アジア人の特徴である。よく見ると、近心辺縁隆線（図４のＭ）のほうが遠心辺縁隆線（図４のＤ）よりも発達していることが分かる。

最近、*EDAR*という、歯、毛髪、汗腺など外胚葉由来器官の発生に関わる遺伝子の中の非同義多型であるＴ１５４０Ｃが、毛髪の太さと関連することが示された。琉球大学の木村亮介はこれを利用して、Ｔ１５４０Ｃの分布がシャベル型切歯の程度ともよく一致することを突き止めた。また、これは歯全体の大きさや近遠心径の大きさとも有意な正の相関していた。このことにより、このアジア人に特異的な非同義多型は、歯や毛髪といった複数の可視的形質と関連することが示されたことになり、東アジアにおいては、この多型に自然選択が働いてきたことが示唆されている。シャベル型切歯の由来が遺伝子

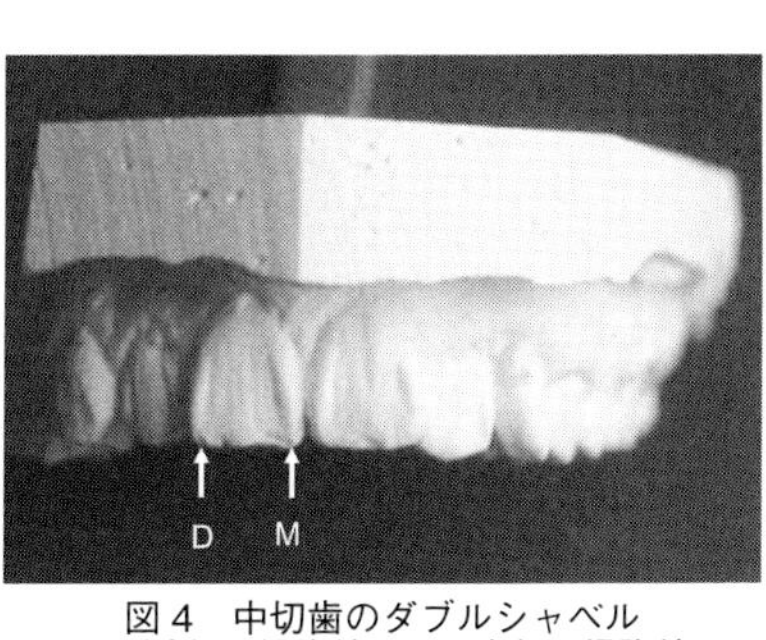

図４　中切歯のダブルシャベル
Ｍ：近心辺縁隆線、Ｄ：遠心辺縁隆線

レベルで解明されつつあることは大変楽しみである。

第六咬頭

第六咬頭（図5）は下顎大臼歯の遠心舌側咬頭（エントコニド）と遠心咬頭（ハイポコヌリド）との間に出現する異常咬頭で、ふつうは遠心咬頭より小さいが、時にはそれと同等の大きさになることもある。埴原はこの咬頭をモンゴロイド・コンプレックスの一つとしたが、その後の研究でこの咬頭がオーストラリア原住民で多く見られることがわかり、タウンゼンドはこの咬頭をオーストラリアン・デンタル・コンプレックスの主要な形質とした。頻度はオーストラリア原住民で60％、日本人や東北アジア人で40－50％、コーカソイドやネグロイドでは20％以下である。

この咬頭は化石人類ではアウストラロピテクス、パラントロプス、北京原人、ネアンデルタール人などに頻繁に見られ、大型霊長類ではオランウータンやテナガザルにもある。これらの仲間では、特に大臼歯群の後方の歯の遠心部が大きくなっており、咬頭の分化がいちじるしい。

第七咬頭

第七咬頭（図5）は下顎大臼歯咬合面の近心舌側咬頭（メタコニド）と遠心舌側咬頭（エントコニド）の間にできる異常咬頭である。舌側中間副結節ともよばれる。この咬頭は前後の二つの咬頭の間に全く別のものが挟まるような感じで出現するものではなく、近心舌側咬頭の遠心副隆線、または遠心舌側咬頭の近心副隆線がそれぞれの主咬頭から分離して形成される。前者のケースでは主咬頭と副咬頭との間に舌側面での溝が形成されるのに対し、後者の場合は舌側面での溝は少ない。これまでの観察では、近心舌側咬頭の遠心副隆線が独立したものと思われるケースのほうが多いと報告されている。

その日本人での頻度は第一大臼歯で、発達の低いものも含めて4.7％、第二大臼歯では0.8％程度である。

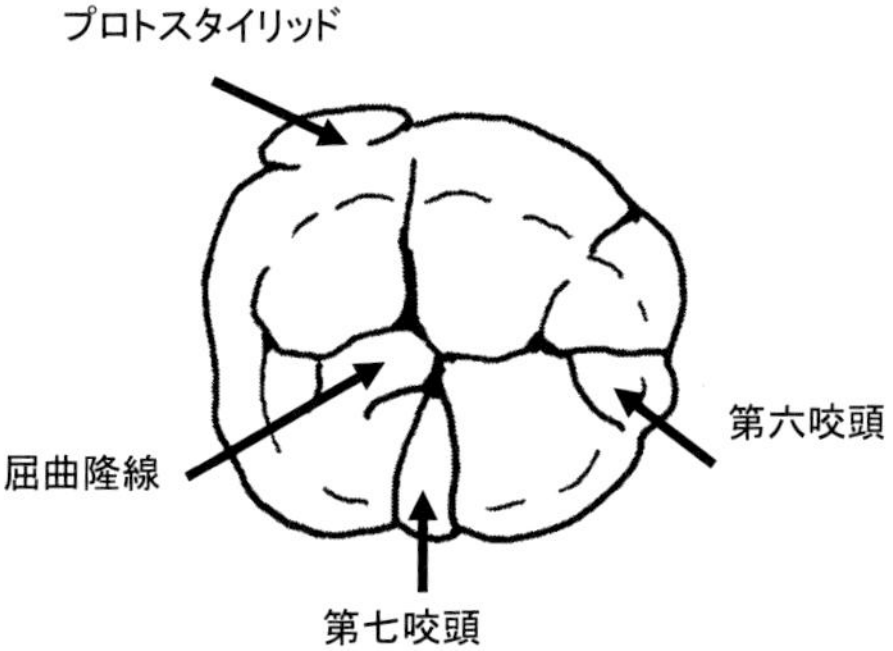

図５　下顎大臼歯の異常咬頭

人種的にはアフリカの黒人に極めて多く（25－45％）、特徴的な形質になっている。

屈曲隆線

下顎大臼歯咬合面の近心舌側咬頭の主隆線は、近心頬側咬頭の遠心副隆線と共に遠心トリゴニッド隆線を形成するが、しばしば主隆線の先端部分は、中心窩の空間を埋めるようにさらに遠心部に伸び出し、屈曲隆線（図5）を形成する。

この形質はシベリアや北極に近いイヌイットやアメリカ・インディアンとよばれる、いわゆるアメリカ大陸の先住民に多い。彼らは後期更新世に北アジアからベーリング海峡を渡ってアメリカ大陸に移住した民族であるが、比較的大型の歯をもち、歯冠形質は複雑である。

プロトスタイリッド

プロトスタイリッド（図5）は、アメリカの人類学者、ダールバーグが一九五〇年に、ノンメトリック頻度調査の項目として取り上げた形質で、近心頬側咬頭（プロトコニッド）の頬側面に出現する結節である。この結節の形態は上顎の臼旁歯に類似するが、ダールバーグは、カラベリー結節と同じ歯帯由来の形質であるとし、ピマ・インディアンでこの形質の頻度が高いことを報告した。系統発生的には北京原人や、さらに古い猿人などにもみられる。その後の報告では日本人でも比較的多く、コーカソイドでの頻度は低いことから、モンゴロイド的形質として認められている。

2　スンダドントとシノドント

アジア人の歯を特徴づけるものとして埴原和郎が提唱したモンゴロイド・デンタル・コンプレックスを受け継ぎ、それをさらに発展・細分化させてスンダドントとシノドントという2つのタイプの歯形質群を想定し、これをもとにアジアからアメリカ大陸に亘る壮大な民族形成史にまで展開させたのがアメリカ・アリゾナ大学のターナー（Christy G. Turner II）であった。ターナーの研究はノンメトリック形質の新しい統計手法を用い、アジア・アメリカの膨大な資料を使って行われた研究であるばかりでなく、諸民族の成立年代をノンメトリック形質の頻度によって得られる距離から算定し、太平洋を取り巻く、民族の移動史を再現させたダイナミックな研究であった。その中心となった概念がシノドントとスンダドントであり、歯の研究者ばかりでなく、アジアの人類学を研究している世界の人類学者に大きな影響を与えた。ここではその研究の始まりから発展、そして今後の問題点を見てみよう。

モンゴロイド集団の2つの流れ

歯の形態は、集団の中で世代から世代へ受け継がれてゆくので遺伝的に極めて安定している。したがって、グループ間に見られる形態的差異は、相互の系統関係を明瞭に現していると考えられる。アジア、太平洋地域、アメリカ大陸の先住民などいわゆるモンゴロイドとよばれる人々の歯のかたちを研究したターナーは、この集団を大きくスンダ型歯列（スンダドント、Sundadont）と中国型歯列（シノドント、Sinodont）という2つの概念に大別した。スンダはインドネシア西部の大きな島の名前であり、かつて後期更新世の東南アジアからインドネシアにかけての海水位が低い時代に存在したスンダ大陸棚に由来する。一方、シノは中国を意味する。ドントは、歯の形態の総称を意味することから歯列と訳されることが多い。

ターナーはこのような考えに至った経緯を一九八九年に次のように述べている。「この考えは15年ほど前、当時東京大学の埴原和郎と共同で歯の研究をしていた時にひらめいたものである。それは突然のことであったが、複雑に入り組んだ太平洋民族は、たった2つの主要因、つまりスンダ型歯列と中国型歯列で構成されているのではないか、と思えたのである。」

ここには研究者から研究者へ受け継がれる考え方と新たな発想の展開を見て取れる。私ごとであるが、ターナー教授には私が一九八九年にアリゾナ州立大学を訪れた時にお会いすることができた。この分野の開拓者であったダールバーグのピマ・インディアンの歯のコレクションを見せてもらい、ちょうど進行中であった彼の壮大な研究の構想などを聞くことができたのは幸せだった。

ターナーは前述のダールバーグの弟子であったので、はじめはダールバーグの模型を使っていたが、その後、歯の形質の段階をさらに細かく分けた独自の模型を作った。その一例が図7の写真である、このような模型を調査時には常に携え、調査する歯の一本一本を模型と照らし

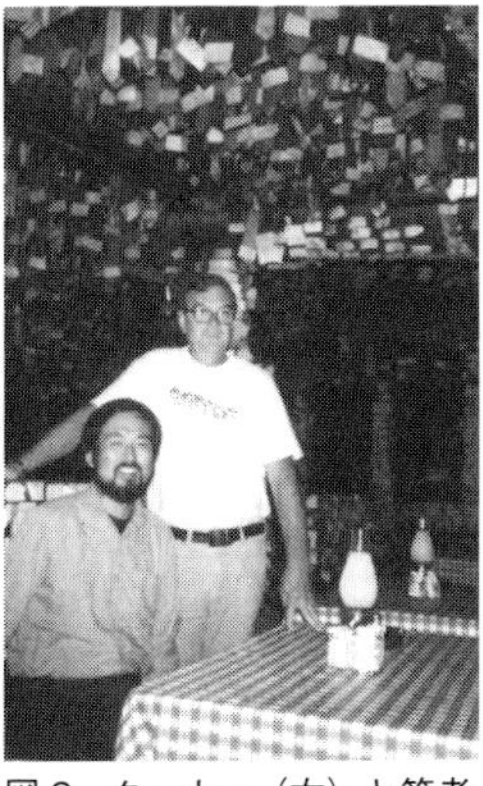
図6　ターナー（右）と筆者（1986）

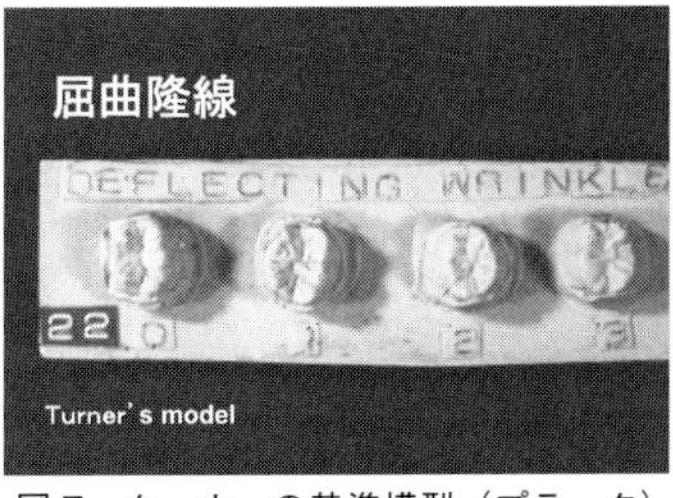

図7　ターナーの基準模型（プラーク）

合わせながらその発達段階を記録してゆくのである。観察時の照明も重要な要素となる。暗い部屋で通常の電球スタンドを一定の方向から照らして、観察することにより、観察者内誤差を極力小さくすることに努めた。このような調査をアメリカ、ロシア、日本、中国、東南アジア、オーストラリアなどの博物館や大学で長年かけて行い、環太平洋の多くの民族の歯の観察を行った。

このようにして、得られたデータは各形質について、ある（＋）か、ない（－）かにまとめられ、パーセントとして表示される。この複数の形質の頻度をもとに、民族間の距離を多変量解析の一種であるスミスの Mean Measure of Divergence（ＭＭＤ、歯の形態に基づく距離）を求めた。この統計学的な距離は、あくまで単なる数値であるが、これに意味を持たせるために、すでにわかっている言語学や考古学などの証拠からわかる民族の分岐年代を利用して、数値を年代に置き換え、民族間の分岐年代を算出した。アフリカの黒人と東南アジア人とは五万年前に別れたと想定すると、ＭＭＤの0.01は一〇〇〇年に相当する。

ターナーのシナリオによると、二万年ほど前、今より海面が百メートルほど低かったときに、現在の東南アジアの大陸や島々の架け橋になっていたスンダ大陸棚を中心に、このスンダ型歯形質をもった人類が繁栄した。この人々はその後の海面上昇により、一万二千年前に大陸棚のほとんどが海面下に沈むまでの間に、一部が大陸の沿岸地帯や内陸部を北方に移住していった。このうち内陸経由の集団が北東アジア人となり、寒冷地適応を遂げ、そこで中国型歯形質を生じた。

中国型歯形質をもった人々は、一万二千年以前に当時陸続きであったベーリンク陸橋を渡り、アラスカへ到達し、ある集団はアリューシャン列島やグリーンランドなどに渡り、イヌイット（エスキモー）とよばれる集団の基礎をなした。また、アラスカから北米大陸やさらに南米大陸に広がった集団もあり、彼らは後世いわゆるインディアンとよばれる集団の基礎となったので、古層インディアンとよばれている。古層インディアンは一万一千年前には南米チリの南端にまで達した。チリで発見された古層インディアンの歯は間違いなく中国型歯列であり、その明確な特徴である3根性の下顎大臼歯も認められている。

一方、ターナーによるとスンダ大陸棚ではおそらくアフリカからやってきた新人が独自の進化を遂げ、古代の一般化した形態を残しつつも歯冠は単純化したスンダ型歯形質が生まれた。フィリピンのタボン人（約二万年前）とサラワクのニア洞窟人（約四万年前）などにその原型があるといわれている。スンダ型歯形質をもつ人々は東南アジアから一部は沿岸を伝って台湾や日本へ渡来し、日本では縄文人とよばれる集団となった。また三千年ほど前には独特の航海術を獲得した集団がポリネシアへ渡り、太平洋地域にもスンダドントの形質が伝えられた。その様子は図８で説明される。

スンダ型歯列を持つのはタイ人、アンダマン諸島人、ビルマ人、古代のカンボジア人とラオス人、マレーシア人、フィリピン人、台湾人、ボルネオ原住民、インドネシア人、など東南アジアの人々である。一方、中国型歯列を持つのは、中国人、モンゴル人、ブリヤート、現代日本人、東部シベリア人、およびアメリカ大陸の原住民である。この２つの歯列の境界は中国南部であると想定される。筆者

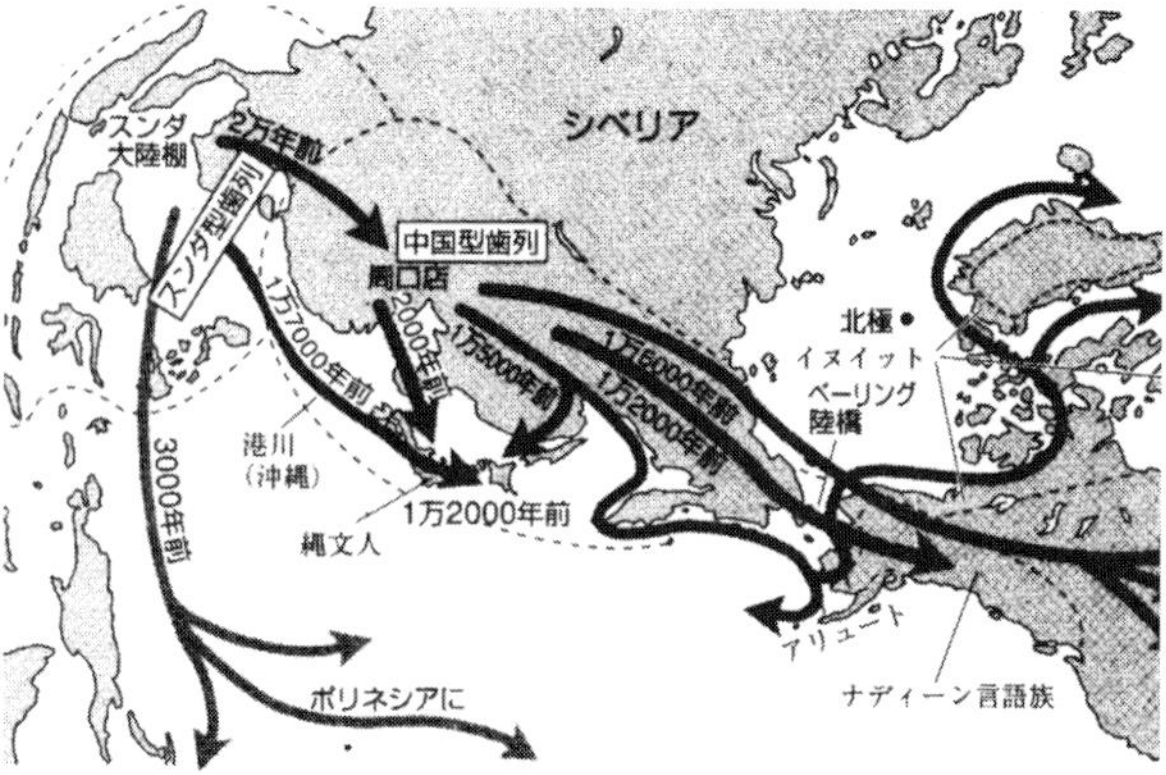

図８　モンゴロイド移住の地図
（顔を科学する　ニュートンプレス 1999 より引用）

はハニ族、ダイ族、プミ族、ナシ族、ミャオ族など中国雲南省の少数民族の歯の調査を行ったが、彼らは間違いなくスンダドントであるから、中国国民の大多数を占めるいわゆる漢族と中国南部の少数民族の間に歯列型の国境があることは確かである。

歯列型を決定する形態学的要素は、咬頭の数や歯根の数、エナメル表面の小さな隆線、溝などの解剖学的特徴である。歯の人類学者はこれらの特徴を使って出現頻度を測り、人種や民族の特徴や類縁関係を探っているが、特にスンダドントとシノドントで統計的に明らかに違っているのは次の８形質である。

上顎：切歯のシャベル型（シノドントで顕著）
　　ダブルシャベル型（シノドントで顕著）
　第一小臼歯の歯根の数（スンダドントは２根性が多い）
　第一大臼歯のエナメル伸展（シノドントで顕著）
　第三大臼歯の退化（シノドントで退化傾向強い）
下顎：第一大臼歯の屈曲隆線（シノドントで顕著）
　第一大臼歯の歯根の数（シノドントで３根性が多い、スンダドントは２根性が多い）
　第二大臼歯の咬頭数（スンダドントで４咬頭性が多い、シノドントは５咬頭性が多い）

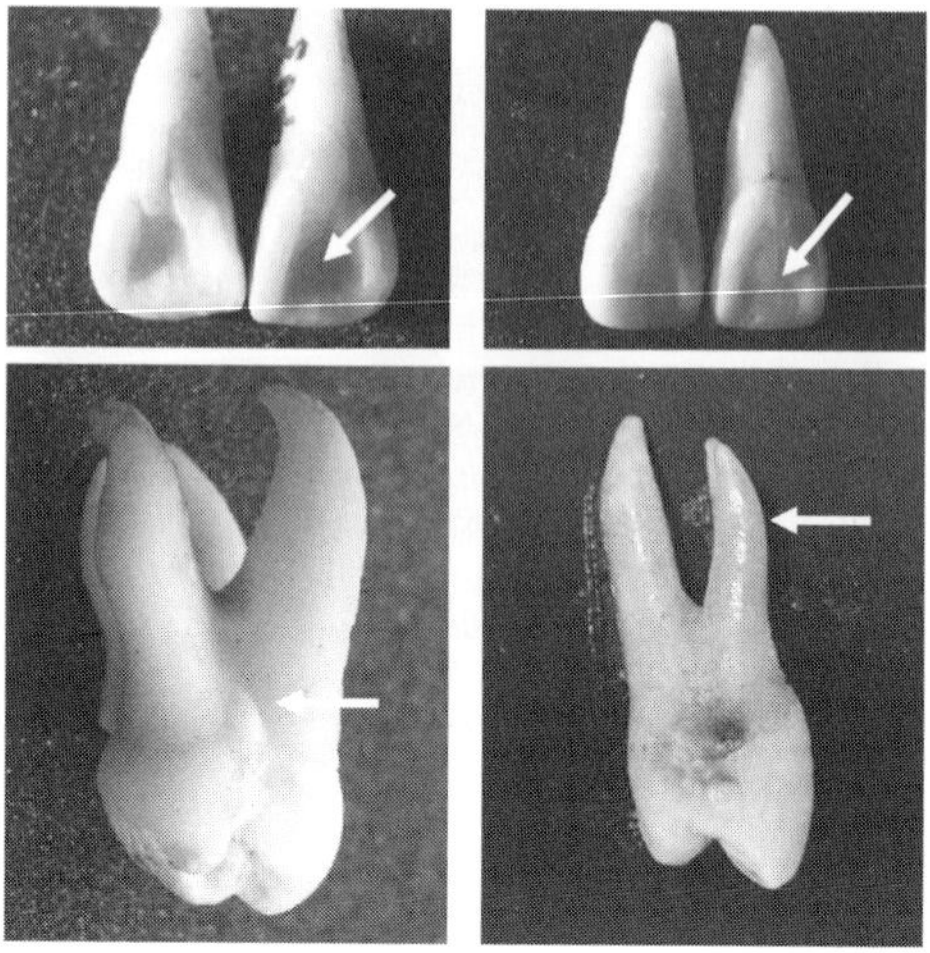

図９　スンダドントとシノドントを分ける主な形質①
上顎
左上：上顎中切歯舌側面のシャベル型
左下：上顎第１大臼歯のエナメル伸展
右上：上顎中切歯頬側面のダブルシャベル
右下：上顎第１小臼歯の２根性

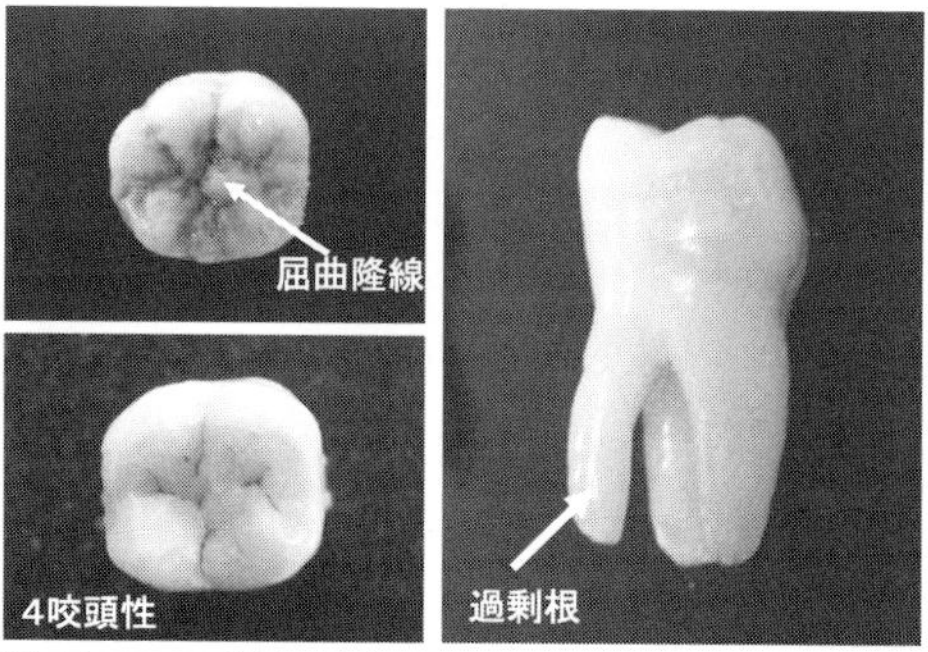

図10　スンダドントとシノドントを分ける主な形質②
下顎第１大臼歯

表３　８形質の頻度表

	スンダドント（東南アジア）	シノドント（日本）	備考
上顎中切歯シャベル	33%	66%	
上顎中切歯ダブルシャベル	12%	20%	
上顎第一小臼歯２根性	39%	26%	
上顎第一大臼歯エナメル伸展	37%	54%	
上顎第三大臼歯の欠如率	11%	29%	Brothwell 1963
下顎第一大臼歯の屈曲隆線	20%	40%	Matsumura 2005
下顎第一大臼歯の３根性	14%	24%	
下顎第二大臼歯の４咬頭性	30%	13%	

頻度はスンダドントが現代東南アジア人、シノドントが現代日本人から、ターナー（1997）のデータを中心に作成

これらの中でもシャベル型切歯の頻度は２つの集団を最もよく分ける形質として知られ、これだけでもポリネシア人、日本の縄文人、アイヌなどはスンダ型歯列をもつ東南アジア系に分類され、アイヌ以外の現代日本人は東北アジア人、アメリカ大陸の原住民とともに、中国型歯列をもつ集団群に分類されることがわかる。

この他にもスンダドントとシノドントで頻度が異なるものとして、上顎側切歯の斜切

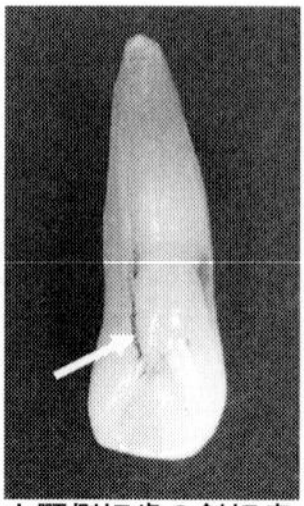

上顎側切歯の斜切痕

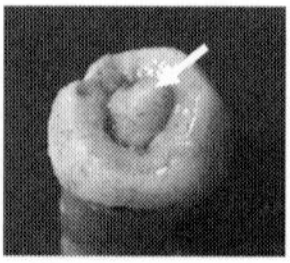

小臼歯の中心結節

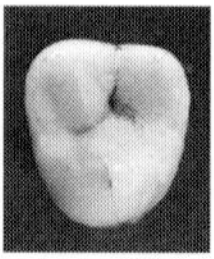

上顎第二大臼歯の3咬頭性

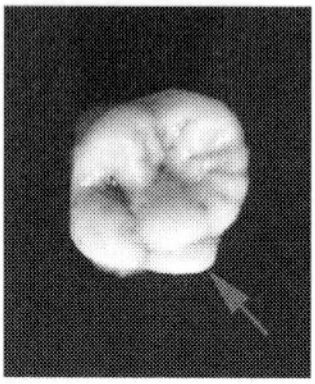

カラベリ結節

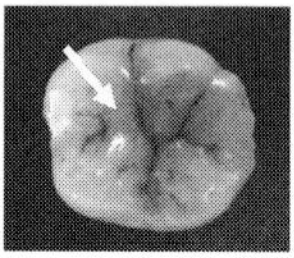

下顎第一大臼歯の遠心トリゴニッド隆線

図 11　スンダドントとシノドントを分けるその他の形質①

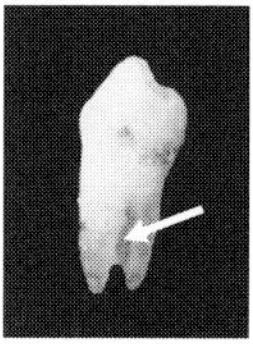

下顎第一小臼歯のトームス根

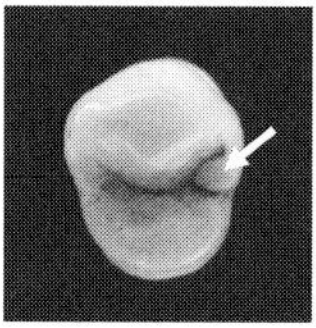

上顎第一小臼歯の介在結節

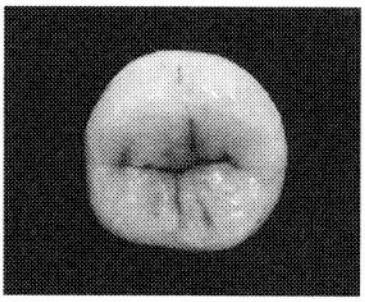

下顎第二大臼歯のX型咬合面

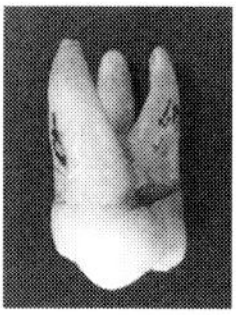

上顎第二大臼歯の3根性

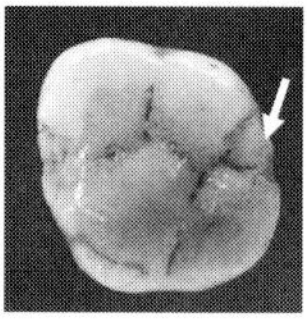

上顎大臼歯第五咬頭

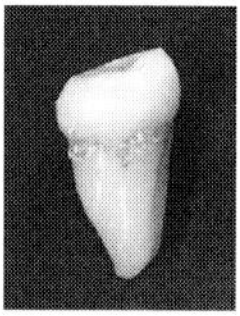

下顎第二大臼歯の一根性

図 12　スンダドントとシノドントを分けるその他の形質②

痕（中＞ス）、上顎小臼歯の介在結節（中＞ス）、小臼歯の中心結節（中＞ス）、上顎第二大臼歯の3咬頭性（中＞ス）、上顎第一大臼歯のカラベリ結節（ス＞中）、上顎第一大臼歯の第5咬頭（ス＞中）、下顎第一大臼歯の遠心トリゴニッド隆線（中＞ス）、上顎第二大臼歯の3根性（ス＞中）、下顎第一小臼歯のトームス根（ス＞中）、下顎第二大臼歯の一根性（中＞ス）、下顎第二大臼歯のX型咬合面（中＞ス）などがある。

これらの歯の小形質は本来、環境の影響を受けずに、遺伝的なものだけで変異を示すものが選ばれるべきである。たとえば歯の大きさのような形質は、栄養状態のような環境因子で簡単に大きさを変える可能性がある。また、咬頭の数や根の数は歯の大きさを反映しているかもしれない。歯の小形質については遺伝形式がはっきりしていないものも多いので、本当は一つ一つの形質の厳密な遺伝学的、形態学的研究が必要であるが、今のところこれらの形質が良く使われている。

3　アジア人の起源をめぐる論争

さて、歯のノンメトリック計測を使ってアジアの人種移動のあらすじを示したターナーであるが、まだ課題は多い。特にスンダドントやシノドントの起源がどこにあるのかということに関しては、議論のあるところである。最近、世界で最も権威のあるアメリカン・ジャーナル・オブ・フィジカル・アンスロポロジーという、世界的に評価の高い人類学雑誌で行われた論争を紹介しておこう。

ターナーの考え方は図13に示すとおりである。アフリカに起源する新人が五万年ほど前にアジアにたどりついてから、まずオーストラリア原住民が五万年ほど前にスンダ大陸棚とサフールランドを越えて、オーストラリアにたどり着いた。アジアに残ったグループは四－二万年前にプロトスンダドントともいうべき集団となり（プロトは元となったという意味）、これが進化してスンダドントをもつ集団が成立した。この集団はすでに述べたように、二万年前から始まった温暖化により、北へ移動し、体の大型化や扁平顔などのいわゆる北方適応が起こり、歯の形態も複雑化して大きく

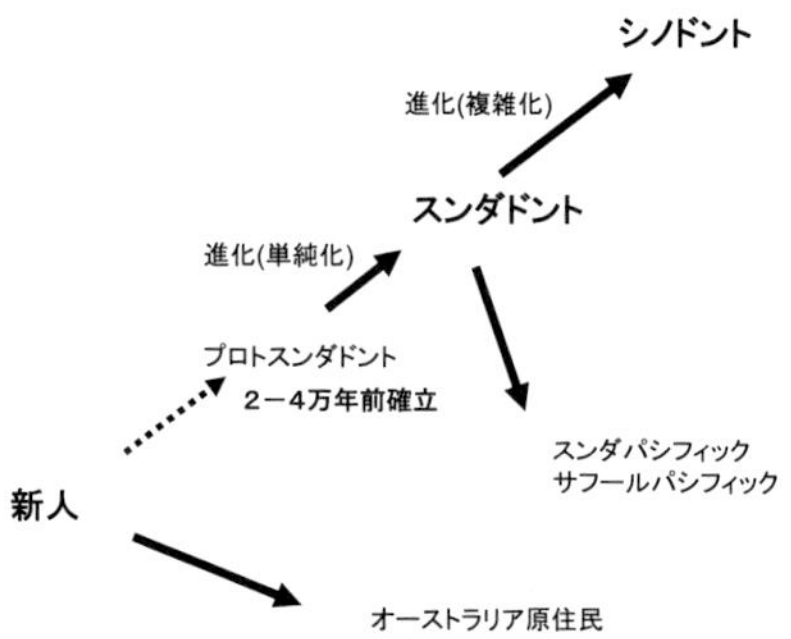

図13　アジア人の起源、ターナーの考え方地域進化説・移行説

なった。これがシノドントである。シノドントはさらにシベリア、北アメリカ、南アメリカへ短い期間のうちに移動したことはすでに述べた。東南アジアに関しては、プロトスンダドントからスンダドントに至る人々が旧石器時代から現代まで遺伝的に連続して移行したという意味で「連続説」と考えられる。日本では北里大学の埴原恒彦もほぼターナーに近い考え方をもっており、プロトモンゴロイドという集団をフィリピンなどに住むネグリトのような人々であろうという具体的な指摘をしている。ネグリトとは身体が小さく、褐色の皮膚や縮れた頭髪をもつアジアの先住民族である。

東南アジアの人々の起源に関してはもう一つの考え方がある。それはオーストラリア原住民がオーストラリアへ渡った後も、東南アジアやスンダランドにはオーストラリア原住民に似たオーストラル・メラネシア人がいて、新石器時代以後、中国南部からいわゆる北方適応した東アジア人が南下し、混血してできた集団が、いまの東南アジア人であるという説である。こちらは「混血説」とよばれている。

札幌医科大学の松村博文と筑波大学のマーク・ハドソンは、二〇〇五年の論文で、東アジア11集団、東南アジア7集団、オーストラリア・大洋州8集団について、歯の16形質を使いノンメトリック計測を行った結果を発表した。スミスのMMDを計算してこれらの集

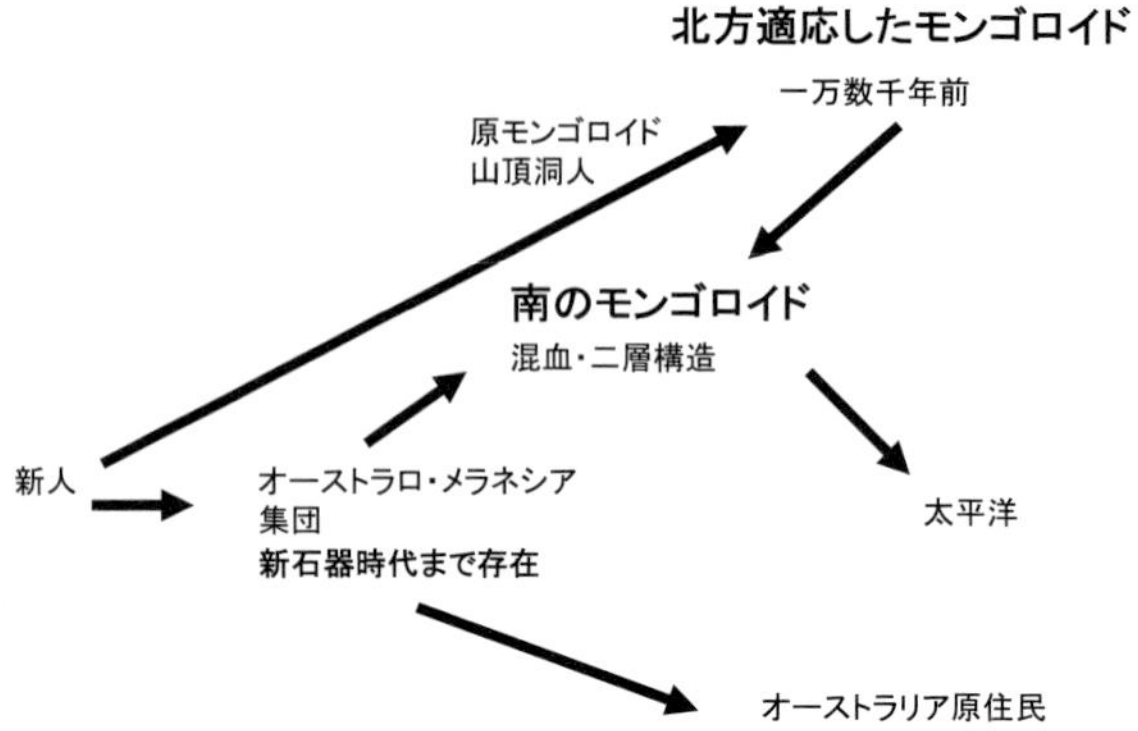

図14　アジア人の起源、松村の考え方　混血説

団を2次元座標にプロットすると、左に東アジア集団、中央に東南アジア集団、右にオーストラリア・大洋州集団がきれいに集団として分離された。この研究で東南アジアが分布の中央にあるということは、東南アジアが、東アジア系とオーストラリア系の混血によって生じたという説を裏付けるものと考えたのである。このことを踏まえたうえで、松村らはスンダドントからシノドントへの地域進化的仮説に反論するとともに、かってあった〝南のモンゴロイド〟という概念に戻ることを提案した。南のモンゴロイドとは東南アジアに住んでいたオーストラロ・メラネシアンと中国から移住して来た新石器時代のモンゴロイド農民の混血によって出来た人々のことである。すなわち松村らの主張は

東南アジア人の混血説を支持するもので、図14のようにまとめられる。

　新人はアジア南部にも来たが、何らかのルートで直接アジア北部にたどりついたものもいた。北京郊外、周口店から発見されている山頂洞人がその例であろうといわれている。これらの集団の北方適応は、最終氷期の一万数千年前といわれており、体の大化、顔面の平坦化、さらにはシャベル型切歯に代表される独特の歯の形態を発達させた。一方、南部の集団からはオーストラリア原住民が分かれたが、残った集団は、オーストラリア原住民のもつ頭蓋や歯の特徴を受け継いだ、いわゆるオーストラロ・メラネシア的な集団であった。新石器時代になり、再び寒冷化が始まると北方適応した人々が、中国南部や東南アジアにまで下りてきて、南の集団と混血した。これが今の東南アジアの人々であって、いわゆるターナーのいうスンダドントはこのようにして形成されたと主張した。

　スンダドントの起源に関しては、東南アジアから旧石器時代の良い化石がなかなか出ないこともあって、まだ解明には時間がかかりそうである。今後、アジアでの古人類の発掘が進めば、この方面の新しい成果が出てくるものと期待されている。

4　縄文人の歯のルーツ

さて、第一章で述べた縄文時代人の歯は、このようなシナリオのなかでどのような場所に位置するのだろうか。縄文人の歯は小さいというほかに、次のような形態的特徴を持つ。すなわち、後の弥生人のような発達したシャベル型切歯は弱い。下顎の第二大臼歯は5咬頭性が少なく、遠心咬頭の退化した4咬頭性が多い。大臼歯の咬合面形態は単純化しているが、第三大臼歯は萌出率は高い、などである。

図15は、21の歯のノンメトリック形質の頻度をもとに、スミスのMMDという統計値を求めそれを2次元座標に展開し

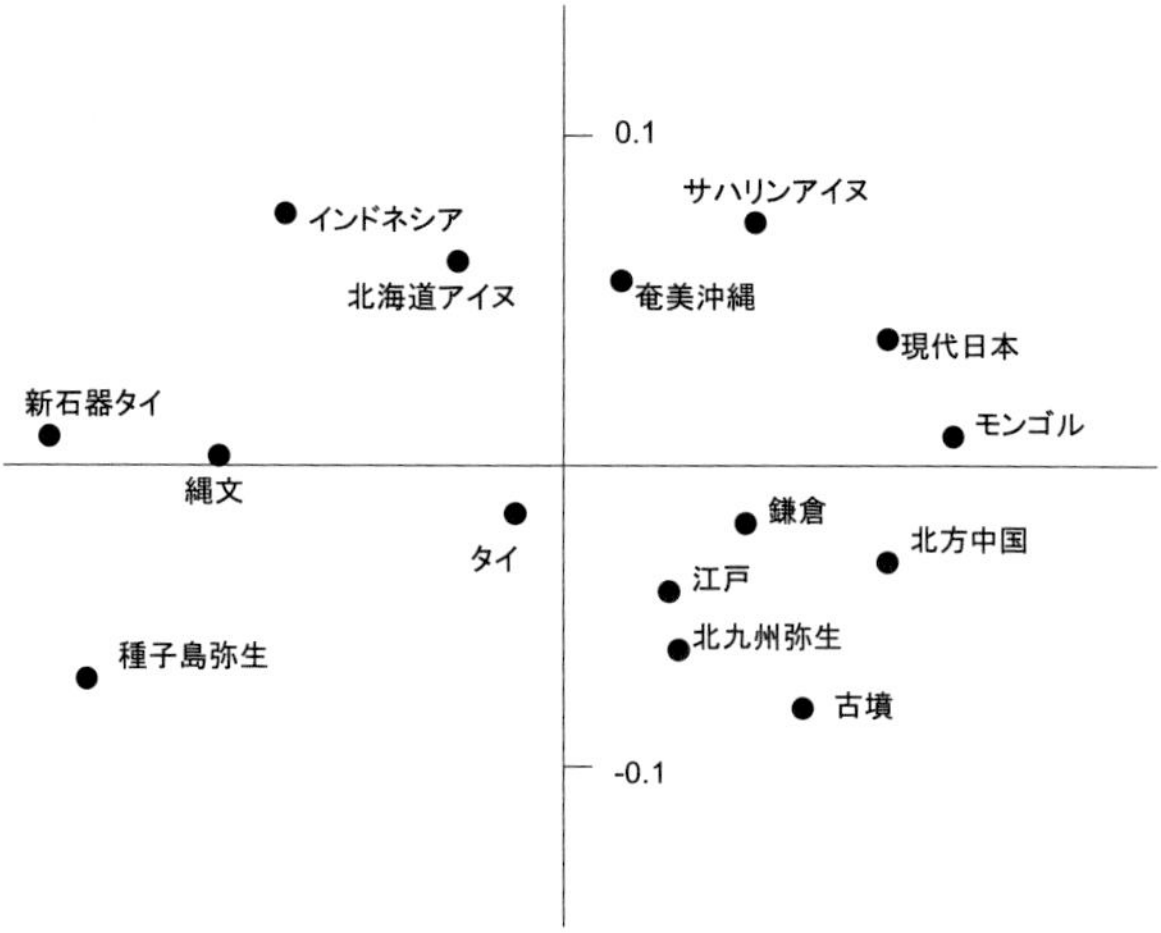

図15　ノンメトリック形質によるアジア集団の分布図
（松村ら 1992）

たものであるが、縄文人はタイ、インドネシア、北海道アイヌ、種子島弥生（弥生時代の人骨であるが、縄文的特徴をもつ集団）などとともに、第一軸（横軸）上の左側に位置する。これらの集団はいわゆるスンダドントといわれる集団である。一方、横軸の右側には現代日本人、歴史時代の日本人、弥生人、中国人、モンゴル人などが入る。こちらはシノドントと呼ばれるグループである。

これらの特徴からすると縄文人の歯の形は典型的なスンダドントである。すなわち縄文人は現在の東南アジア人と類縁関係を持つということで、この事実は日本人の南方起源説や日本人の二重構造説にも少なからぬ影響を及ぼした。日本人研究者によるさらに詳細な研究においても、縄文人はアイヌ人とともにスンダドントに属するという結果が出ており、歯の形態から見た縄文人は東南アジア人との密接な関係が考えられる。

しかし、最近はＤＮＡや頭蓋の形態から縄文と北方民族との関連も指摘されてきている。篠田謙一と安達登は、最近、北海道の縄文時代人のＤＮＡを調べたところ、現在の大陸東北部の先住民との結びつきが強いことを見出した。同時に、北海道縄文時代人は、北海道の先住民であるアイヌとの関係も薄いということが指摘された。これらは一般的に信じられている「縄文人は南アジア系統」「アイヌは縄文人の直系の子孫である」という言説に対し、一考を促す研究である。彼らの研究は、一万年以上日本列島に生きた縄文人は必ずしもひとくくりにできないということ、日本列島集団の形成のシナリオには複眼的な視点が必要であることを示唆している。

5　弥生人の歯のルーツ

それでは弥生人の歯はどこから来たのであろうか。第一章で述べたように、弥生人の歯は、大きく複雑な歯である。小形質の頻度などを調べると弥生人は典型的なシノドントなのである。シノドントの仲間は、図15に示すように中国やモンゴルなど北アジアの集団である。弥生以後現代に至る歴史時代日本人もみなシノドントである。ということは、日本人の歴史の中でこの歯形質は弥生人によって初めてもたらされたということになる。弥生人がいわゆる大陸からの渡来民であり、彼らが縄文人と混血してその後の日本人集団の大きな部分を形成したといういわゆる日本人の二重構造説は、歯の形質という形態学的観点からも支持されるのである。

発生学的に見れば歯が大きいということは、それだけ多くの細胞が長時間をかけて歯を完成させるわけであるから、形態が複雑になることは容易に考えられる。ただし、進化という観点からは、複雑化することが生存や食環境に適応したものでなければならない。弥生人の歯は、切歯のシャベル型、下顎第一大臼歯の屈曲隆線、下顎の第二大臼歯の5咬頭性などが発達している一方、第三大臼歯は萌出率は低い。これらは北方適応を受けた東アジア、北アジアの集団の大きな特徴である。体が大きいということは、体力維持にはそれだけ多くの食料を必要とするので、食べ物を大量に咬むためには大きい歯が有利である。また、歯の表面の微細形態も、食物を咀嚼しやすい形になっていたほうが有利である。切歯のシャベル型や大臼歯咬合面の複雑化はそのような目的には適っていると思われる。しかし、第三大臼歯の退化は何を意味するものであろうか。これにはあごの退化説と歯列の大きさの補償説があるが、今のところ明らかにはなっていない。ともあれ、弥生人が日本にシノドント的形質をもちこんだことにより、その後の日本人は歯並びの問題を中心に日本人特有の歯科学的課題をもつことになった。

6　民族のるつぼ中国

中国という国は大きな国である。そして人口の多い国でもある。当たり前のことであるが、中国の広い国土を移動したり、都市の中を歩いたりするといつでも人の密集を感じる。

北京や上海など、中国の主要都市は多くが海岸部にあり、急速な発展を遂げている。そのほとんどは漢民族とよばれる人々で、今から三千年ほど前に、いわゆる中原地方といわれる黄河中流域に定着した部族が発展して巨大な人口をもつに至ったものである。しかし、人口が多いのは漢民族だけではない。漢民族の周辺にいて、独自の言語、独自の文化をもった多くの少数民族といわれる人々の数も多い。漢民族が1民族で十一億五千万人存在するのに比べると少ないが、少数民族は55民族、一億六百万人もいるのである。ほぼ日本の人口に相当する数の人口が「少数」民族なのである。中国がいかに大きい国であるかがこれでよく分かる。実際、少数民族の宝庫といわれる雲南省へ行ってみると、人跡未踏の山奥へ来たと思っても、そこには山の上まで広大な棚田が形成されていて人々が働いているのである。

少数民族は言語の系統から見るとおよそ次のような分布をしていることが分かる。北は、東から西へ、満州・ツングース系、アルタイ系、モンゴル系、チュルク系の民族が分布し、中西部にはチベット・ビルマ系、シナ・チベット系、南部はタイ系の民族が集団を作っている。このことからわかるように、中国にはアジアの多くの民族が集まっているといってよい。

筆者は二〇〇〇年から数度にわたって、雲南省の少数民族の歯型を採集してきた。一回の調査は約1週間。日本から印象材や石膏を持ち込んで現地へ赴くが、多くの場合、辺鄙なところで、言葉も通じないので、中国人の専門家がコーディネーターとして手伝ってくれる。幸い、雲南省昆明の文物考古研究所の吉学平さんが被験者のアレンジから、通訳までやってくれたので満足いく調査ができたので感謝している。調査対象者は咬耗の進んでいない二十歳ぐらいの若者である。身長や体重、頭の大きさを測って、歯の印象をとる。どの村でも日本からの調査隊と聞いて、多くの人が集まってくる。着飾った民族衣装で来てくれる人もいる。図16はその時の写真である。

これまでに歯の石膏印象模型を集めたのは、いずれもシナ・チベット語族のダイ（俸）族、ハニ（哈尼）族、ナシ（納西）族、プミ（普米）族、ミャオ（苗）族の5集団である。

雲南の5集団の歯のサイズは中型から小型で、最も小さいのはミャオ族であった。これまで報告されているアジアの現代人の歯のサイズのデータとして最も小さな部類に入る。ミャオ族は歯列弓も小さく、身長も低い。

歯のノンメトリック形質はどのような特徴を持っているだろうか。シャベル型切歯など、

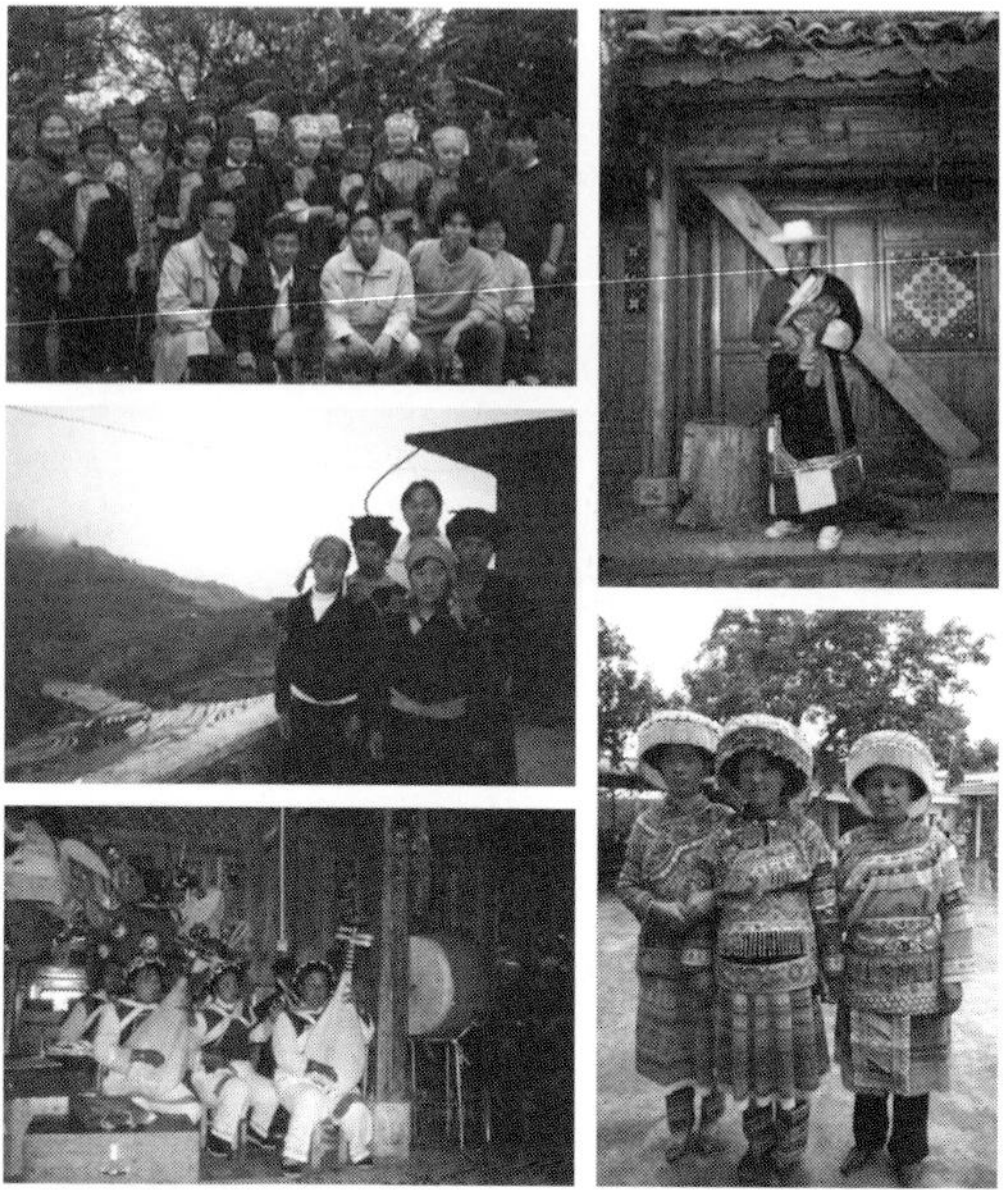

図16　調査した中国少数民族、左上：ダイ族、左中：ハニ族、左下：ナシ族、右上：プミ族、右下：ミャオ族

多くの研究者が使うスンダドントとシノドントの歯の特徴を表す17項目を使って頻度調査を行った結果が、図17の2次元分布図である。ここには中国北方の少数民族や台湾の少数民族のデータを入れて分析した。

中国北方の少数民族を調査したのは九州歯科大学の小林繁である。ホイ（回）族は、漢民族と同じ言語を話すが、ペルシア人、アラブ人、漢族、モンゴル族、ウィグル族などの混血である。大陸北西部の寧夏を中心に七二三万人の人口をもつ。マン（満）族は、アルタイ語族満州・ツングース語派の言語を話し、東北の遼寧省を中心に四三〇万人の人口をもつ。17世紀から20世紀初めまで清朝を樹立した。チャオシェン（朝鮮）族は、朝鮮語を話し、過去二－三世紀の間に朝鮮半島から移住したものが多い。東北一帯に住み、人口は一七七万人。ダフール（达斡尓）族は、モンゴル語派に属し、東北、内モンゴル、新疆に住む。遊牧生活が主とし、人口9.4万人の少数民族である。

台湾は小さな島であるが27の少数民族がいる。そのうち約半数は平捕族とよばれ、平地や低い山麓地帯に住み、漢民族と接触したために混血が進んで、漢民族と区別がつかなくなっている。残りの半数はいわゆる高山族で、主として山地に居住し、先住民としての血統や伝統が見られるので、いわゆる台湾先住民といった場合は、ここに属する14民族を指す。

台湾の少数民族については長崎大学の真鍋義孝が、次の民族の資料を得ている。アミ（阿美）族は、12万人の人口をもち、台湾先住民の中でも最大の集団で、典型的な農耕型母系社会といわれている。ヤミ（雅美）族は、人口三千人。蘭嶼島に居住し、漁業を生業としている。ブヌン（布農）族は、人口三万五千人。中央山脈の高地に住み、大家族制度を営んでいる。

さらに、東南アジアなどのデータをターナーなどから引用して、中国を中心としたアジア諸民族の歯のノンメトリック形質の頻度からみた集団間距離（MMD）の2次元展開図を見ると、面白いことが分かる。ひとつは中国少数民族の広がりである。台湾少数民族を入れるとその分布は図の第一象現と第三・四象現にまたがっている。この図のY軸はX軸上でほぼスンダドントとシノドントを分ける軸である。雲南省の5集団がスンダドントに入ることが分かった。このことは、地理・歴史的近縁性や他の形質人類学的研究からも支持される。ただし東南アジアのスンダドントとはY軸上で一線を画している。これは少数民族と漢民族との混血や少数民族間の混血が独自の形態を発達させたというこ

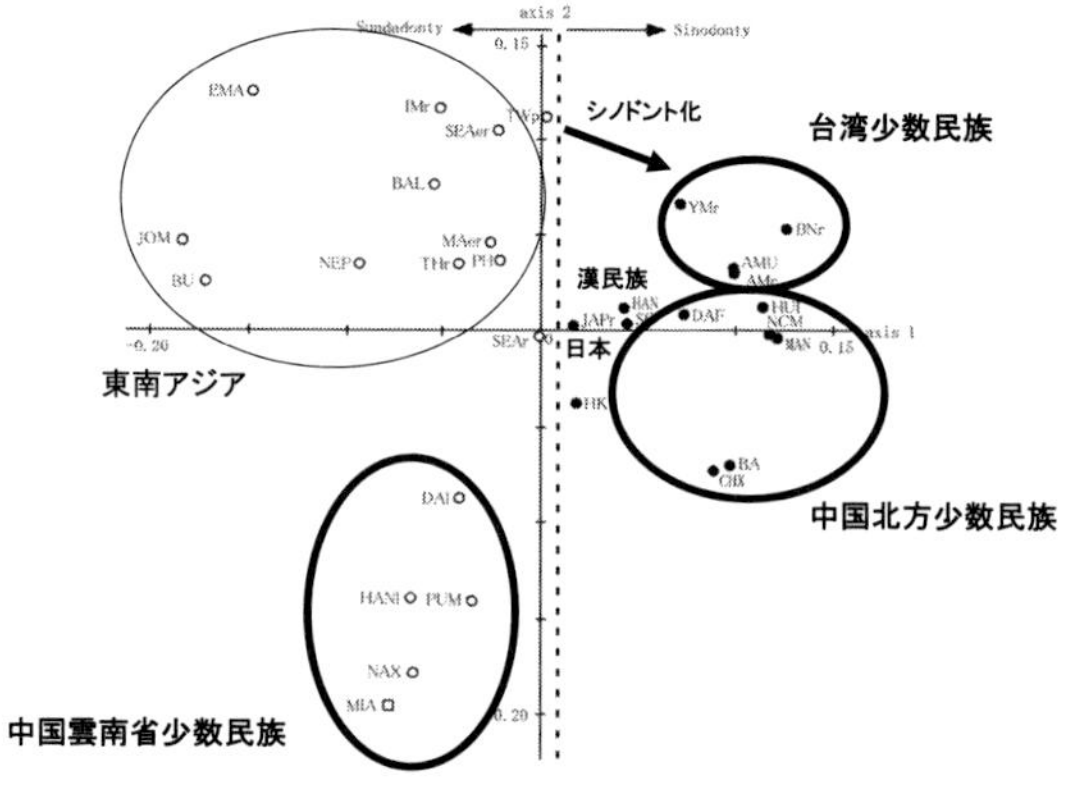

図17　中国と台湾の少数民族関係図

とも考えられる。

また、台湾少数民はシノドントグループに入った。これは、台湾少数民が南方系要素を持っているとする遺伝子などの研究から見ると、食い違っているようであるが、真鍋によれば、ちょうど縄文人の住む日本列島に弥生人の渡来があったと同様なことが台湾でも起こったことのだという。今から四千年ほど前に南方から渡来したとされる台湾先史時代人に、その後北方モンゴロイドの遺伝子が流入し、次第に形質が変化したのであろうと推測している。これをシノドント化とよんでいる。図中、Ｙ軸上にあるＴＷｐは台湾先史人であるが、真鍋らの調査した現代台湾少数民への過程がシノドント化ということになろう。

ここに示した東南アジア集団には縄文人も入っている。ここには示されていないが、日本のアイヌがやはり東南アジアと同じスンダドント系統の歯形質をもつことが分かっている。このようにしてみるとアジアの民族の移動や変遷は中国大陸を中心に行われたことがよくわかる。その意味でも中国少数民の研究は大切である。中国少数民についてはその文化、社会、身体形質など広く行われているが、歯の研究は少ない。歯を専門に研究している人類学者が少いためであるが、アジアの民族の拡散や移動の歴史を知るためには歯の研究も大きな貢献ができる。今後は中国の研究者も含め少数民族の歯の研究が進むことを期待しよう。

7 フィリピンの人

ネグリト

東南アジアからニューギニアにかけては、ネグリトという少数民族がすんでいる。これらの地域にマレー系の民族が広がる前の先住民族であると考えられている。身長は低く、褐色の皮膚をもち、髪の毛は黒い巻き毛で突額である。山地の森林に住み、遊動的な狩猟採集生活を送っていたが、最近では政府の指導により、定着的生活を行うようになっている。現在、ネグリトはアンダマン諸島、マレー半島、ニューギニア、フィリピンなどに住んでいる。

東京大学の総合資料館に保存されているフィリピン・ネグリトの歯の印象模型を見ると、歯が小さいことが一見してわかる。これを計測し、他の集団と比較した埴原恒彦の研究（図19）を見るとそのことがよくわかる。これによると、これらの集団の中ではネグリトの歯が最も小さく、ついで日本のアイヌが小さな歯をもっていることがわかる。これについて

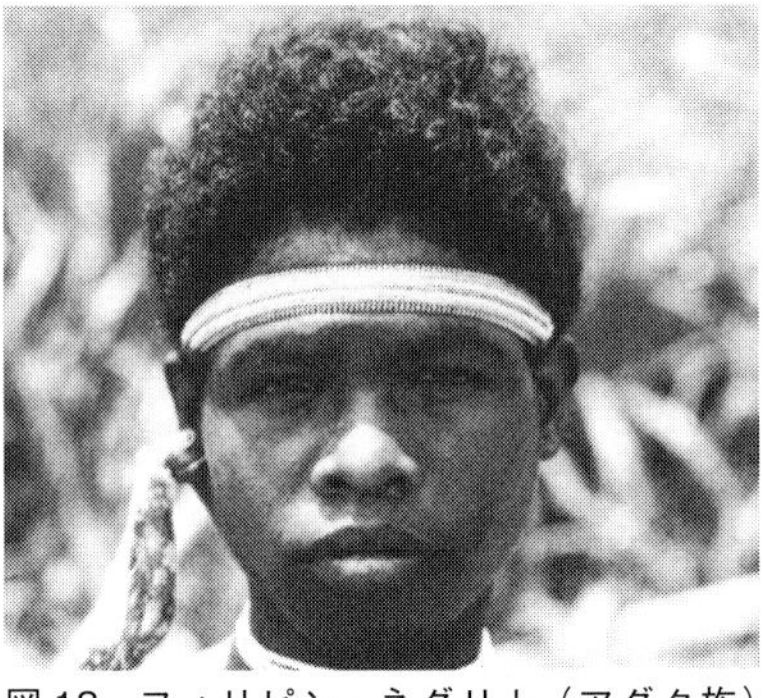

図18　フィリピン・ネグリト（アグタ族）の子ども（尾本1987より引用）

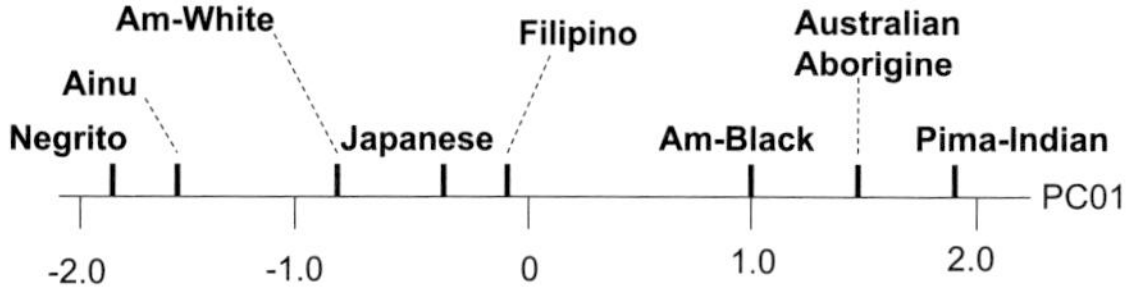

図19　アジア集団の歯の大きさ
右へ行くほど大きい（Hanihara　1989より引用）

はすでに述べたように、アイヌが縄文人と同じように、いわゆるスンダドントに属することと関係している。その他の人種に関してはすでに述べたように、やはり小型の歯をもつヨーロッパ系アメリカ人、中程度の歯の大きさの日本人、フィリピン人、大型の歯をもつアフリカ系アメリカ黒人、オーストラリア原住民、ピマ・インディアンが並んでいる。

埴原は、さらにシャベル型切歯など9項目のノンメトリック形質を使ってネグリトと周辺のアジア太平洋の民族との関係を探った。それによるとネグリトは大きな区分けとしては、日本人や中国人など東アジアの民族とは明瞭に分かれて、縄文人やアイヌ、ハワイやグアムなどと同じクラスターに入った。そして同じクラスターの中では縄文・アイヌグループやハワイ・グアムなどのグループを包括しながら、単独のクラスターを形成した（図20）。

この結果から埴原は、ネグリトがスンダランドの熱帯雨林に起源する東南アジアの原初的集団の直接的な子孫の可能性があり、さらには、東南アジアの集団との関係ばかりではなく、縄文との関係をも推定している。

ブコキング

もう10年前になるが筆者の研究室に珍客があった。ある商社の紹介で、フィリピンの変わった人間の歯を調べてほしいという依頼であった。その人は若い精悍な男性で、フィリピンの山の中から出てきたという。名前をブコキングという。ブコキングとは、ブコがヤシの実、キングは王、すなわち、ヤシの実王ということである。何をするかというと、大きく堅いヤシの実を歯で食いちぎり、中心部の種の部分までをあっという間に剥き取ってしまうのである。1分間に3個半剥いた〝世界記録〟を持っており、連続25個剥いたこともある。ヤシの実をご存じない人はわからないかも知れないが、人間の頭より大きく、実は繊維質の塊で、刃物を使っても容易に剥けない代物である。これを自分の歯でバリバリと食いちぎってしまう、

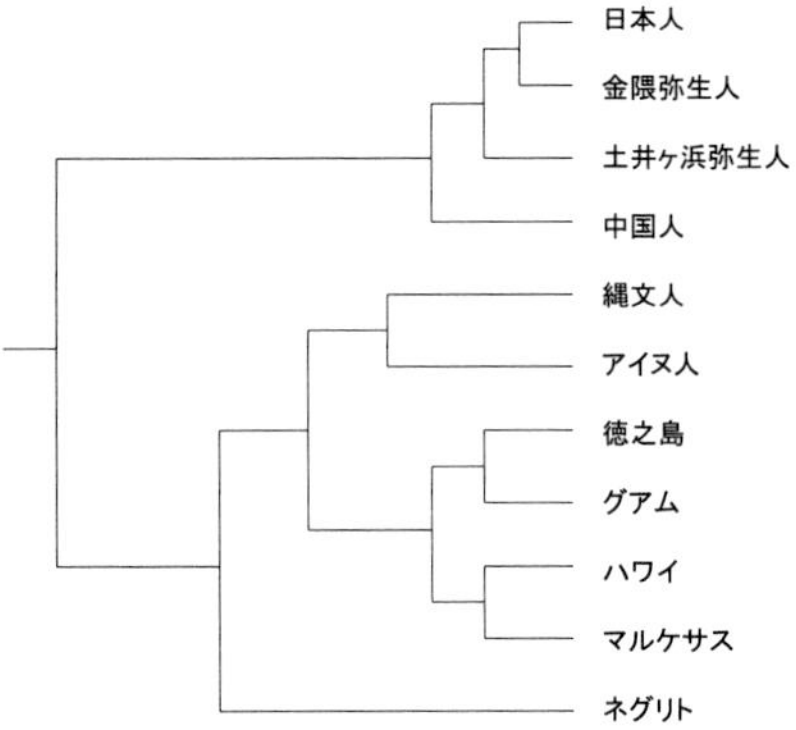

図20　ノンメトリック形質によるアジア人の樹状図（埴原1993による）

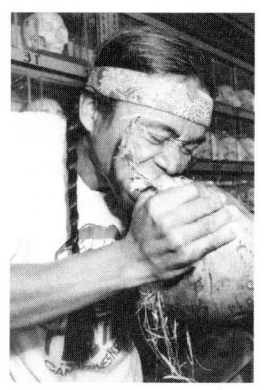

図 21　ヤシの実にかぶり付くブコキング。

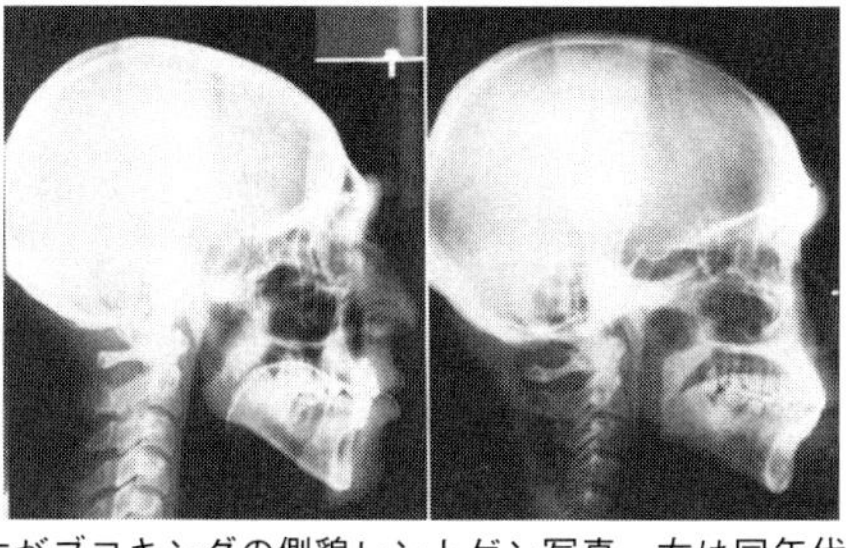

図 22　右がブコキングの側貌レントゲン写真、左は同年代の典型的日本人のもの。

まさに怪人である。渋谷の街頭パフォーマンスやテレビ出演で話題になった。

この人の歯や顎はどうなっているのかというのが、招待者の希望であったので、筆者の大学の病院で歯型をとったり、レントゲン写真を撮ったりして調べてみると面白いことが分かった。まず、レントゲン写真を見ると、眉上隆起という目の上の眉の部分に当たる骨の隆起が前方に大きく出っ張っている。歯にかかる咬合力は顔面の骨を伝わって、前頭骨のこの部分に応力がかかるということがこれまでのバイオメカニズムの研究で分かっている。実際、化石人類や大型類人猿ではこの部分が突出し、庇（ひさし）状になっており、強い咬合力のあることを示している。

アゴの発達も著しい。上顎骨も下顎骨も前方に突出し、いわゆる突顎を呈している。これも化石人類や霊長類の特徴である。前歯（切歯）の咬合は上顎中切歯と下顎中切歯が切縁でぶつかり合う鉗子（かんし）状咬合（切端咬合ともいう）で、これも縄文人など狩猟採集民以前の古いタイプの人間では当たり前であるが、弥生以後はすっかり姿を消した咬合である。前歯で強く物を挟むにはこの咬合が必要である。歯を支える下顎骨の下顎枝、下顎体とも十分な高さがある。また、その両者の間にできる下顎角の角度は狭く、90度に近くなっている。これらの特徴は左の普通の現代日本人の骨格と比較してみれば一目瞭然である。

歯列弓は、長さも幅も大きく、放物線型を呈していた。短く、幅もない現代日本人の歯列弓は、前が狭く、後ろが開いたV字型である。歯はフィリピン人の平均より大きい程度で、それほど大きくないが、歯並びが極めてよく、顎に十分なスペースがあり、きれいに並んでいる。これも強い力を生み出す重要な条件である。レントゲン像をよく見ると前歯の歯根、特に犬歯の歯根が長い。これで犬歯にかかる強い力に対抗することができよう。口を開いた時の上下の切歯間はふつう４cmほどであるがブコキングは6.2cmも開いた。ヤシの実の皮を大量につかみ取るための有利な条件だ。咀嚼筋の筋力測定値自体は案に相違して普通の人と変わらないが、頸部から肩、背部にかけての筋はよく発達しており、これが咬んだものを切り取るのに力を発揮していると思われる。

このような現代人とはかけ離れた骨格的構造を知って筆者が思わず、うーん、これは縄文人並みだ、とつぶやいたら、翌週のフォーカスという写真週刊誌に「大学教授も驚愕！フィリピンから来日した驚異の歯男は縄文人並み」という見出しでこれらの写真と共に記事が掲載された。こういう素晴らしい歯と顎をもった人が現代にいるということはまさに驚異であるが、フィリピンというところはネグリトも住んでいるし、原マレー系の原住民もいる。かつてはスンダランドの一部であったことを考えると、アジアの古いタイプの人間の遺伝子が残っていてもおかしくないのかもしれない。

この章のまとめ

新人がアジアに到着して以来、南北あるいは陸海に拡散し、様々なからだの特徴を発達させてきた。歯の形態も例外ではなかった。人類の小進化という観点から見て面白いばかりでなく、歯という人体のごく一部の構造が、その中で細かく形態的適応を遂げるということが驚きである。形態が極端に単純化したネグリトの集団や基底結節が弱くなった大陸の人々、シャベル型切歯を発達させ東アジアから極北を渡った人々など、歯の形態を見ればアジアの人類史も分かる。アジア人の南北への移動、それに伴う歯の形態の進化は、スンダドント、シノドントという概念を生み出した。日本人の歯のルーツはスンダドントの基礎の上にシノドントがかぶさって形成されたものである。

参考文献

岩本光雄、動物の口、人の口、口は何のためにあるか、山田宗睦編、風人社、1994

海部陽介、人類がたどってきた道 “文化の多様化”の起源を探る、NHK ブックス、日本放送出版協会、2005

尾本恵市、ヒトの発見：分子で探るわれわれのルーツ、読売新聞社、1987

Kanazawa, E et al.: Dental traits in five Chinese Minorities in Yunnan Province, Communication on Contemporary Anthropology, 3 (e9) : 77-84, 2009

茂原信生、歯の形態学から見た新大陸のモンゴロイド、季刊モンゴロイド 12 号、文部科学省科研費重点領域研究、責任編集者、赤澤威　1991

茂原信生、モンゴロイドはいつどのように移動していったか、ターナーによる仮説の紹介、季刊モンゴロイド 3 号、文部科学省科研費重点領域研究、責任編集者、赤澤威　1993.

篠田謙一、安達登、DNA が語る「日本人への旅」の複眼的視点、科学、4 月号 596-403、岩波書店　2010

Sharma, J.C., Dental morphology and odontometry of Tibetan immigrants. Am. J. Phys. Anthrop., 61, 495-505, 1983

Scott, G. R. and Turner Ⅱ , The anthropology of modern human teeth. Cambridge University Press, 1997

ターナー、C.G. 歯が語るアジア民族の移動、日経サイエンス「現代人はどこからきたか」1993

Turner II, C. G.: Notes and Comments, Dental Morphology and the Population History of the Pacific Rim and Basin: Commentary on Hirofumi Matsumura and Mark J. Hudson, Am. J. Phys. Anthrop., 130:455-461, 2006

高橋和人ら、図説歯の解剖学　第 2 版　医歯薬出版　1998

橋本萬太郎編、漢民族と中国社会、民族の世界史第 5 巻、山川出版社、1996

埴原和郎、現代日本人の成立、日経サイエンス「現代人はどこからきたか」1993

Hanihara, K.: Mongoloid Dental Complex in the deciduous dentition, Anthropological Science, 74: 61-71, 1966

Hanihara, K.: Mongoloid Dental Complex in the permanent dentition, Proceedings of the 8th International Congress of Anthropological and Ethnological Sciences, Vol. 1, pp.298-300, Tokyo: Science Council of Japan, 1968

埴原恒彦、東南アジアと太平洋地域の人類史と日本人の源流、埴原和郎編、日本人と日本文化の形成、朝倉書店、1993

Hanihara, T.: Affinities of the Philippine Negritos as Viewed from Dental Characters: A Preliminary Report, J. Anthrop. Soc. Nippon, 97：327-339, 1989

Hanihara, T.: Affinities of the Philippine Negritos with Japanese and the Pacific Populations Based on Dental Measurements: The basic Population in East Asia, Ⅰ, J. Anthrop. Soc. Nippon, 98：13-27, 1990

Hanihara, T.: Dental and Cranial Affinities Among Populations of East Asia and the Pacific: The Basic Populations in East Asia, Ⅳ. Am. J. Phys. Anthropol., 88:163-182, 1992

馬場悠男、アジア人・モンゴロイドの進化、日経サイエンス、特集現代人はどこから来たか、日経サイエンス社、1993

馬場悠男、人類の食性と咀嚼－適応進化的意義－、咀嚼の事典、朝倉書店、2007

Potter, R.H.et al.: Dimensional Characteristics of the Filipino Dentition. Am. J. Phys. Anthrop. 55, 33,-42, 1981

堀口幸彦、図説臨床咬合解剖学、医歯薬出版、1991

松村博文、茂原信生、金澤英作、歯の諸形質から見た日本人集団の特徴、季刊モンゴロイド 15 号、文部科学省科研費重点領域研究、責任編集者、赤澤威　1992

松村博文、縄文人骨の情報、縄文時代の考古学 10 巻、同成社刊、2008

松村博文、ヴェトナムでのフィールドワーク：東南アジアの人類史の解明をめざして、人類学雑誌、日本語版、116:83-90, 2008

Matsumura, H.: Dental Characteristics Affinities of the Prehistoric to Modern Japanese with the East Asians, American Natives and Austro-Melanesians. Anthropological Science, 103: 235-261, 1995

Matsumura H. and M. J. Hudson: Dental Perspectives on the Population History of South Asia, Am. J. Phys. Anthrop., 127:182-209, 2005

Mayhall, J.T., Saunders, S.R., Belier, P. L.: The dental morphology of North American whites: a reappraisal. In Teeth: Form and Function, and Evolution, ed. B. Kurten, pp. 245-258, New York: Columbia University Press, 1982

Mijsberg, W.A.: On sexual differences in the teeth of the Javanese. Koninklijke Akademie voor Wetenschap, 34, 1111-15, 1931

溝口優司、切歯の人類学、かつて切歯は第三の手だった、歯の人類学のすすめ―11、歯界展望、84巻5号、1480-1485、医歯薬出版、1994

溝口優司、日本人形成論への誘い、シナリオ再構築のために、科学、4月号596-403、岩波書店　2010

第四章　太平洋の親類たち

広大な太平洋、ところどころに浮かぶ小さな島々。美しい花が咲き乱れ、ヤシの葉蔭から見えるサンゴ礁の海。現代の人々が楽園といって憧れる南洋の国々。原住民のフラダンスや火の踊りを見たことのある人も多いと思うが、ハワイやタヒチに人間が渡ったのは長い人類の歴史から見ればごく最近のことである。

太平洋には、南にアジアからつながるインドネシアの島々、パプアニューギニア、その南のオーストラリアやニュージーランドなど大きな陸地として存在する。この領域はニアオセアニアとよばれ、オーストラリア先住民やニューギニア先住民が今から5万年前にアジア南部からスンダランドを経由して渡来し、居住地域としていた。その他の地域はほとんど大きな陸地もなく、広大な海洋と点在する大小さまざまな島嶼からなる。この地域はリモートオセアニアとよばれるが、ここに人類が進出するのは今から四千年ほど前と言われている。この広い海洋領域を行き来するには船が必要であるが、船を作り、さらにそれを操り、太陽や星を使った航海術を獲得するまでには文明の発展を待たねばならなかったからである。この海域は現在、メラネシア、ポリネシア、ミクロネシアとよばれている。

1　最初の航海者

リモートオセアニアへ最初に漕ぎ出した民族はラピタ人といわれている。ラピタ人はラピタ土器を使う海洋航海民族であった。京都大学の片山一道によると、ラピタ人が最初に足跡を残したのはニューギニア北東部の島嶼で今から三六〇〇年前のことだという。彼らはここを拠点に周辺への航海を行い、五〇〇〇年後には5000キロ離れたトンガやサモアにまで到達した。さらにラピタ人はこの海域からさらに遠いハワイ、イースター島、ニュージーランドなどに漕ぎ出し、定住してポリネシア人の

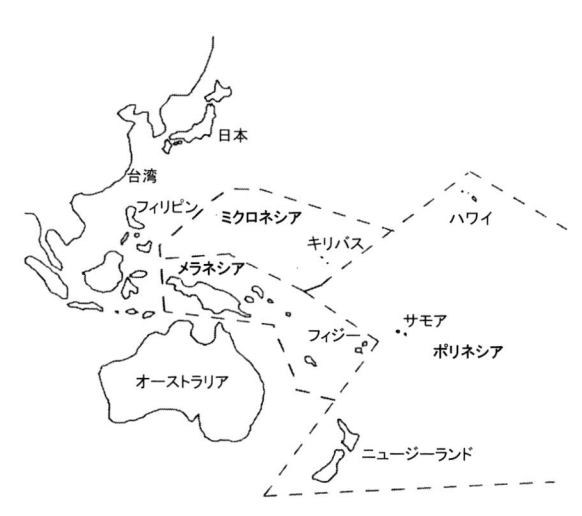

図１　太平洋地図

祖先となった。また、あるものはニアオセアニアの在来の人々と混血してメラネシア人となり、ソロモン、フィジーなどに移り住んだ。さらにミクロネシアにはこれらの島々からの移住やアジアからの移住があった。このようにしてリモートオセアニアの主たる島々にも一五〇〇年前にはほぼ人間が定住するようになった。

ところでラピタ人とはどこから来たのであろうか。

オセアニアの人類の移動史は、まだ意見の一致を見ていないが、オーソドックスなシナリオとして現在最も受け入れられているものはベルウッドの提唱する説である。それによると、実は、前に述べた現在の台湾先住民の祖先こそがすなわちラピタ人になった人々といわれている。彼らの言語は現在南太平洋一帯で使われるオーストロネシア語のもとになった言語であるといわれており、紀元前四千年前ごろから太平洋への進出とともに分化し始めたという。台湾先住民の祖先は、今から五〇〇〇年ほど前にフィリピン北部へ移動し、航海技術を改良し、独自の土器を発達させた。次いで、その言語文化はボルネオ島、スラウェシ島などへ移動、さらに、今から三五〇〇－三〇〇〇年前にニューギニア北東部のビスマルク島周辺に達し、ここでラピタ文化が生まれた、といわれている。

ラピタ人の出土人骨は極めて数が少ない上に保存状態が悪く、直接的にアジア本土の古人骨と比較することが難しいが、最近、片山一道や土肥直美は、ラピタ人の「出台湾仮説」を骨の面から確かめるため台湾先史時代の人骨である墾丁寮人骨とラピタ人骨を含むオセアニアの先史人骨を計測し、比較を行った。その結果、台湾先史人骨は、オセアニア先史人骨の変異の中に収まることが判明し、出台湾仮説は十分妥当性のある説明原理であると結論している。また、山田博之は、ニューアイルランド島の北に位置するムッソウ島で出土したラピタ人の上顎骨の中切歯から第二大臼歯までの歯冠近遠心径の総和（59.7㎜）は、ポリネシア人の範囲（57－61㎜）に入っているとして、小型の歯をもつアジアのモンゴロイドと大型の歯をもつオーストラロイド系の集団が混血して、比較的モンゴロイド系の強いラピタ人が形成されたのではないかと推測している。

これらの考古学的証拠や言語学的研究、形質人類学的研究から明らかなように、現在の太平洋の人々はアジア起源の人々である。彼らが太平洋へ旅立った時、日本列島にはすでに縄文人が暮らしていた。かつて、南太平洋のバヌアツの考古遺跡から、五千年前の縄文式土器が出土したというニュースが報道されたことがある。その真偽については様々な憶測を呼んだが、ラピタ人の祖先やラピタ人そのものと縄文人が何らかの交流を持っていたことは地理的な条件から十分に考えられる。太平洋の人々の体格や皮膚の色、顔立ちなどは、我々日本人とは大変違っているが、どこかで共通の遺伝子を交換していたかもしれない。太平洋民族の身体的特徴は特殊な海洋性環境に適応したものだといわれている。また、メラネシア、ポリネシア、ミクロネシアのそれぞれの地域で独特の身体形質を発達させているが、その差は移住の時期や混血の度合いなどを反映したものといわれている。一九九四年、日本大学の南太平洋学術調査隊が結成され、筆者は隊長としてフィジー、サモア、キリバスなどへ数年間調査に出かけたが、これらの地域の人々の体と歯について見てみよう。

2　メラネシア

メラネシアに属するフィジーは、南太平洋の十字路とよばれる海上交易の中心である。飛行機では成田から、フィジーのナンディー空港までの直行便がある。空港を降りると、税関でのチェックがあるが、その係員たちの体格が実に立派である。髪の毛は天然パーマで短く、アロハ系のシャツにスールーというスカートのような腰巻をつけ、革のサンダルをはいている。色は黒く、声は大きく、となりのブースの係員と大声で笑いながら、乗降客をさばいている。町へ出ると今度は女性の大きいのに気づいた。立派な体格で筋肉質、髪の毛は天然パーマにさらにパーマをかけて伸ばし、顔の上に大きなボンボリを乗せたようなヘアスタイルなのである。頭全体が3倍ぐらい大きく見える。髪の毛の中にボールペンを挿したりもできる。

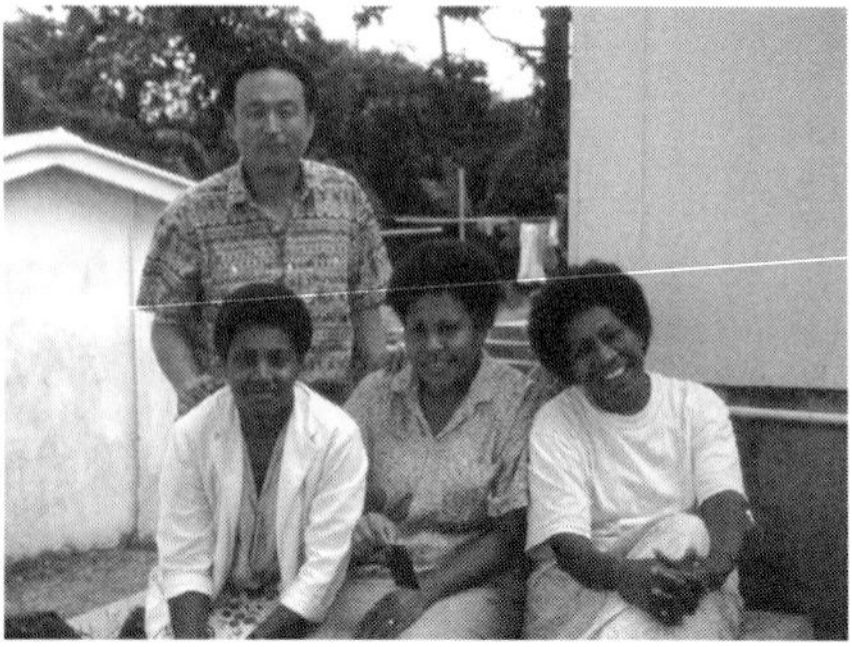

図2　フィジーの女性たち

フィジー人の歯は大きい

フィジーの学生たちの印象を取る時にまずびっくりしたのは、口の大きさ、いいかえると歯列の大きさである。トレーには大、中、小の三種類があるが、用意したものは中が多く、大が少なかった。ところが男のほとんどは大であったので、トレーが足りなくなり、やりくりが大変であった。口の大きさは頭の大きさにも関係がある。この時、許可を得て撮影した頭部X線写真の撮影では、頭がフィルムの乾板からはみ出てしまう人が続出した。これも我々をびっくりさせた。

歯型の模型を見ると大きな歯が、きれいなアーチを描いて並んでいる。日本人よりも断然大きく、これまで大きいと思っていたオーストラリア原住民を上回る大きさであった。フィジーをはじめ、メラネシア人の歯の大きさは、民族移動の過程でオーストラリア原住民やパプアニューギニア原住民の子孫との混血が濃厚であったことを物語っている。一方、いわゆるシャベル型や、北方モンゴロイドに見られるような複雑な大臼歯の歯冠形態はない。

3　ポリネシア

太平洋の中部から東部にかけて、概ねハワイ、ニュージーランド、イースター島の３つを結んでできる三角形の海域にある島々をポリネシアという。すでに述べたように、これらの島々に住む人々はラピタ人の血を直接受け継ぐポリネシア人である。ポリネシア人は一般に大きく、なおかつ体に対する骨と筋肉の相対量が他のあらゆる人種を上回っているといわれている。したがって格闘技のようなスポーツで活躍する人が多く、ラグビー、アメリカンフットボール、相撲などで多くの名選手を輩出している。彼らの体は、長く、過酷な航海や孤島での生活に対する適応的形質であるといわれているが、一方で現代では高カロリー食による肥満も多く、飢餓への適応力が逆に不都合な作用を及ぼしていると危惧されている。

サモア

　ここの人々の髪の毛はフィジーと違って縮れていない。髪はつややかで黒い。女性はフィジーの人よりも小さく、顔もやや東南アジア的である。男性は太った人が多く、しかしそれはフィジーのような筋肉質ではなく、明らかに脂肪太りである。また、入れ墨をした人が多い。皮膚は褐色であるが、男女ともフィジーより色が薄い。

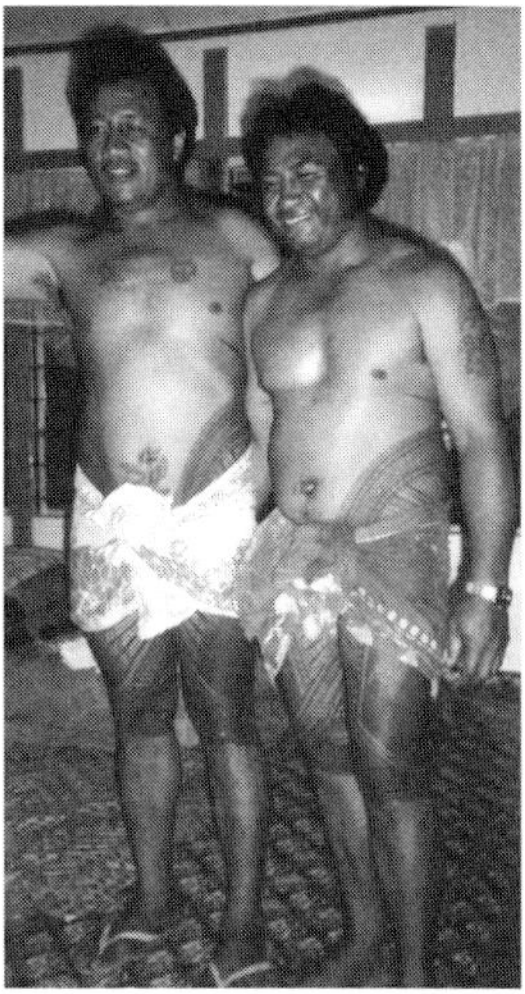

図３　サモアの男性

　サモアではサバイイ島というところで小学校と中学校の子供たちの歯科検診を行った。むし歯は思ったより少なかった。歯の萌出が早く、日本では六歳ごろに生えるといわれる第一大臼歯は五歳でも生えていた。永久歯列はゆったりしたスペースに白く、きれいに揃って並んでおり、叢生やディスクレパンシーが見られない、理想的な歯並びであった。

ハワイ

　日本人が最も好きな海外の観光地であるハワイはやはりポリネシアに属する島々であ

り、いわゆる「ポリネシアの三角圏」の北端に位置する。先史学的に見てハワイへの人の移動は遅く、紀元四〇〇－六〇〇年ごろのことであった。サモアやトンガに最初のポリネシア人が移住してからすでに一〇〇〇年以上たっていた。今でこそ人口一二〇万人を擁するポリネシア一の先進地帯であるが、その中でハワイの先住民といわれる人々は一〇万人程度で、純血といわれる人は稀である。

純血の人々の体質はポリネシア特有の大型の体型であった。ハワイ出身の力士といえば、混血はあったが高見山、曙、武蔵丸、小錦などがおり、太って筋肉質で、日本人力士をはるかに凌駕する大きさであった。

西欧と交流し始めたころの先住民もヨーロッパ人には、高い身長とよく発達した筋肉をもち、威風堂々と歩く、という風な印象であったらしい。ハワイ州立最高裁判所前に立つカメハメハ大王の像も堂々たる体躯である。これはハワイに限らず、ポリネシア全体の傾向であるが、現在の先住民には病的肥満が目立ち、深刻な健康被害に陥り、短命であるといわれている。これはタロイモなどを主食としていた伝統食から西欧流の動物性たんぱく質や脂肪の過剰な摂取に変わっていったことが原因とされている。このような傾向を打破するために、医学的見地からハワイの伝統食文化を復活させる運動も起こっている。

ハワイにはオセアニア最大の自然史と文化の博物館がある。観光の島オアフ島にあるので行ったことのある人も多いと思われるが、その名はビショップ博物館である。一八八九年に実業家のチャールズ・ビショップがハワイ王朝の末裔だった愛妻を称えて建設した博物館で、展示とともに研究機関としても太平洋随一の規模である。ここにはかつてハワイの遺跡やポリネシアの各地から集められた人骨標本があり、オセアニアの人類学研究のメッカでもある。

ビショップ博物館に所蔵されているハワイの遺跡から発見された先史ハワイ人の歯を調査した酒井琢朗の報告によると、先史ハワイ人の歯は比較的小さく、アジアのモンゴロイドより単純な形質をもっていた。一方で大臼歯の退化形は少なく、原始形を保持していたことから、スンダドント的な形態をもっていることが分かった。

4　ミクロネシア

ミクロネシアはフィリピンの東方からハワイの近くまで、赤道から北緯10度あたりを中心として散在する広大な海域の島々をさす。便宜上マリアナ、ヤップ、パラオなどの西部と、トラック、ポナペなどの中部、マーシャル、キリバスなどの東部に分けられる。印東道子によると、ミクロネシアの島々には、三六〇〇年前のマリアナ諸島への移住を皮切りに、二〇〇〇年前にはパラオ、ヤップ、トラック、ポナペ、マーシャルなど東部の島々にも人々の渡来が見られるようになった。はじめは西方のフィリピン、台湾、中国南部などからの渡来であったと思われるが、のちにはソロモンなど赤道を越えた南部のメラネシアからの渡来もあったことが、考古学的な証拠からわかっている。

キリバス

ミクロネシアの東端に位置するキリバスは日付変更線に接して西側にあり、世界で最初に日の出を迎える国である。その中心はギルバート諸島のタラワ島である。第二次世界大戦では日本軍とアメリカ軍の激戦が行われ、タラワ海戦として名高い。今でも海岸に日本の高射砲や防空壕が錆びたまま残っている。

キリバスはほとんどが海抜の低い環礁島であるため、温暖化による海面上昇で国土の半分以上が水没の危機にある。最近、大統領が全国民の他国への移住計画を発表した。我々が歯科調査をしたタラワ島もほとんど海抜のない、L字型の島で、細長い陸地の真ん中に道路があり、その道路から右を見ると太平洋、左を見ると環礁というようなところで、ところどころ道が切れて水没している。ここに人工の橋を作って何とか陸地をつなげているような有様であったが、さすがにこのところの海面上昇で陸地が所々寸断されているようである。先住民は、約二〇〇〇年前に西方から来たといわれるミクロネシア系の人々である。風貌はややアジア的で、体もそれほど大きくはない。いわゆる肥満体形も少ない。髪の毛は黒く、褐色の皮膚は明るい。

5　ニューギニア

現在の人類学では、われわれの直接の祖先であるホモ・サピエンス（新人）は、今から二〇－十五万年前にアフリカで誕生した、というのが定説となっている。このホモサピエンスは、おそらく六万年前にアフリカからユーラシアへ進出し、ヨーロッパではネアンデルタール人、東アジアでは中国の旧人集団、さらにインドネシアのジャワ原人などが居た地域に入り込み、それらに取って代わっていったとされている。オーストラリアやニューギニアの原住民はそのようにアフリカからアジアへ拡散してきた古い時代の新人

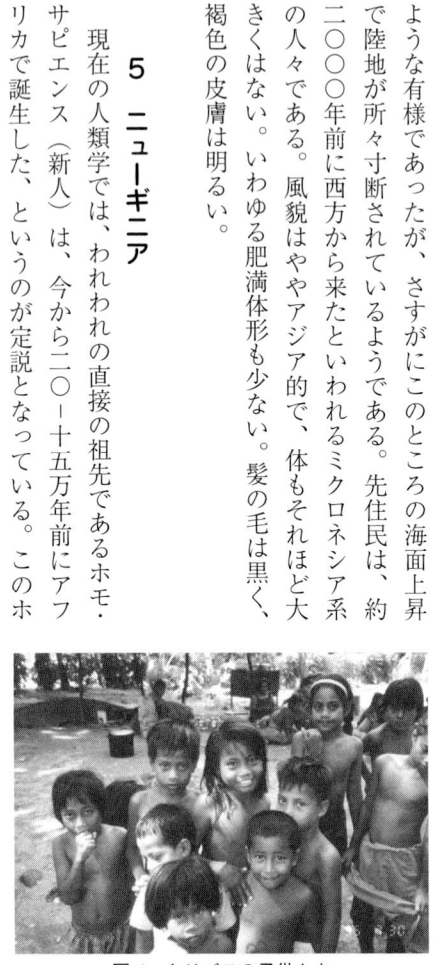

図４　キリバスの子供たち

が、少しずつ形を変えながら残った民族といわれている（図５）。

新人誕生以来の過去二〇万年間の地球の気温変動を見てみると、暖かい時期と寒い時期が繰り返されていることが分かる。最近は地球温暖化が問題になっており、人間の生産行動や経済活動も環境を破壊しないことが一つのテーマになっている観があるが、もともと現代は地球物理学的には間氷期という温かい時期なのである。新人がアフリカから出て、拡散を始める時期は最終氷期とよばれ、今よりはだいぶ寒い時期であった。

海水面は、場所によっては今より一〇〇メートル以上も下がり、日本列島は一部を除き、つながっていた。約二万一千年前は、もっとも寒かった時期で、日本全体が中国大陸やシベリアとつながり、南では現在のイ

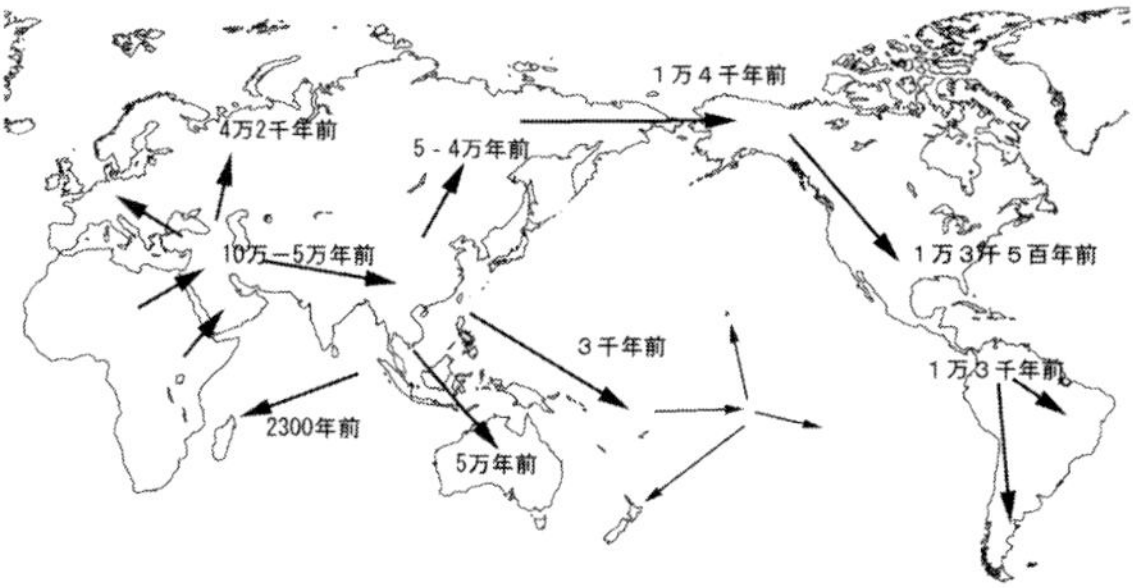

図５　新人の移動経路とその年代（海部 2005 を改変）

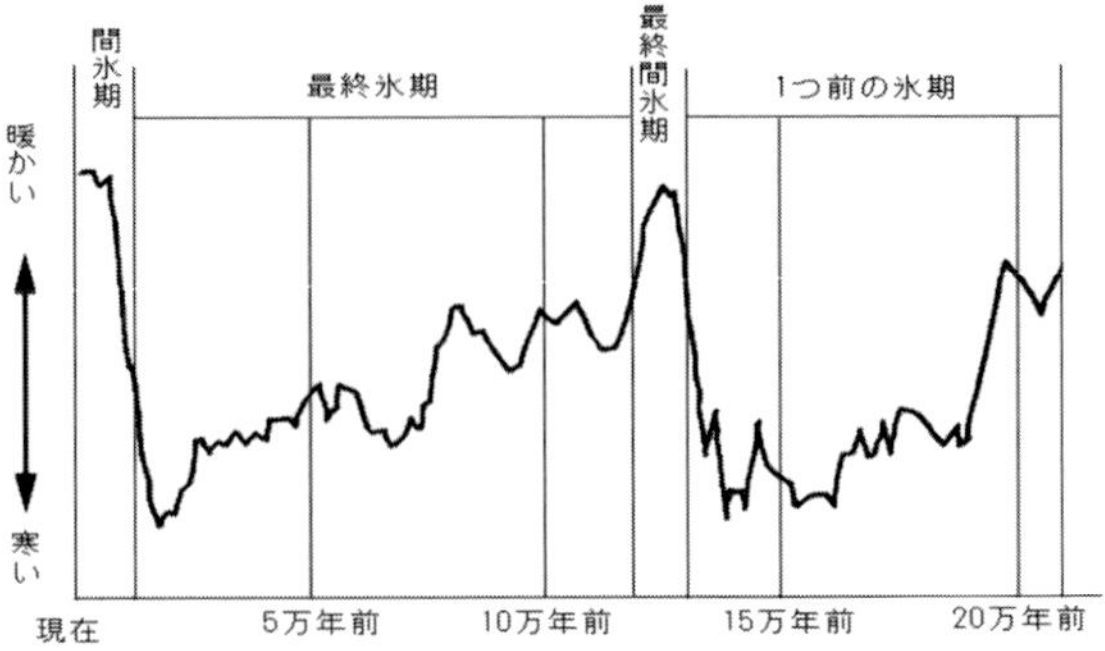

図６　過去 20 万年間の気温変動（海部 2005 による）

ンドシナ半島からインドネシアのスマトラ島、ボルネオ島、ジャワ島にかけてスンダランドとよばれる大きな大陸が形成された。太平洋南部の赤道直下で、いわゆる恐竜の形をした大きな島であるニューギニア島も、海水面が低い最終氷期にはさらに南のオーストラリアと陸続きになっており、これはサフールランドと呼ばれる巨大な大陸を形成していた。スンダランドとサフールランドはこの時期でもウォーレシアと呼ばれる海域で離れており、地続きになることはなかったもののアジア南部からオーストラリアにかけては、現在の陸地の様子からみると全体にひとつながりと考えてもよいほどの形態をしていた。オーストラリアやニューギニアの原住民の祖先は、スンダランドからサフールランドへ何らかの手段で海峡を越え、新しい大地に進入したと考えられる。

パプア・ニューギニア高地人

ニューギニア島は、世界で二番目に大きい島である。赤道に近い南半球にあり、鬱蒼とした熱帯雨林に覆われた島は、最近まで未踏の地域があるといわれたほどの秘境であり、開発が遅れている。しかし、そのために古い時代に渡来した原住民の生活、文化、言語などが極めて色濃く残っており、人類学的には大きな興味が持たれている。もともと、サフールランドの一部であったこの島は、自然史的には一つの陸地として扱われるが、近代ヨーロッパ人のニューギニア発見に伴い、現在は東経141度線をもって、完全に東西二国に分断されている。東がパプアニューギニア、西がインドネシアのパプア州と西パプア州である。

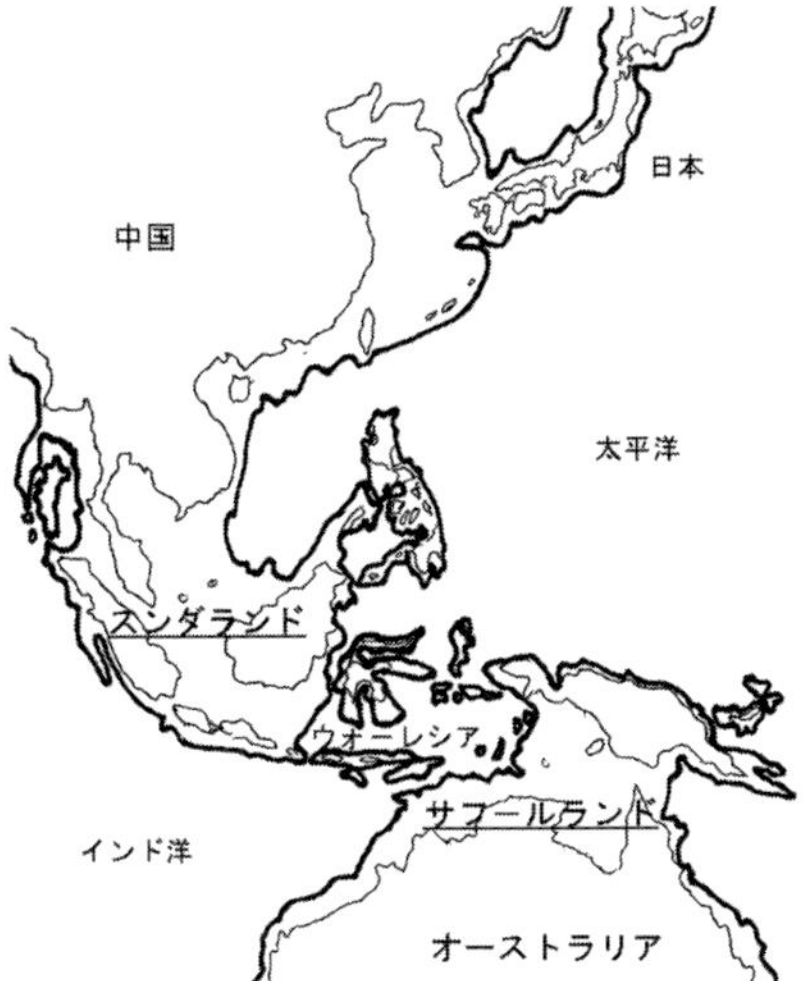

図７　スンダランドとサフールランドの地図（埴原、現代日本人の成立、日経サイエンスより）

ニューギニアの人々は主に高地（ハイランド）にすむパプア人（オーストラロイド）と沿岸地域や島嶼部に住むメラネシア系の人々である。パプアニューギニアでは人口四一五万人のうち高地には一七五万人が住んでいると推定されている。ニューギニアの更新世遺跡は、そのほとんどが高地に分布しており、沿岸部からはほとんど見つかっていない。印東道子によると、もっとも古いものでは今から四万五千年前の遺跡が知られている。ニューギニア島の更新世の人々は土器をもたず、簡単な石器だけをもち、狩猟をはじめとして陸上を主たる活動の場所としていた。今から九千年前ごろになると高地の人々は農耕を開始した。栽培されていた作物はタロイモと推定されている。その後、サツマイモの栽培や豚の飼育に加えて最近ではコーヒーの栽培も盛んで、高地地方の人口密度が高くなっている。

筆者らは、一九九八年に高地のエンガ州ワバクいう町に近い集落で歯科調査と口腔石膏模型を採集した。山岳地帯の村の人々は家の近くで鶏や豚を飼い、畑でサツマイモやコーヒーの栽培をしている。村の集会所に医務室のようなところがあり、男性の医師兼村の世話役のような人がけがをした人たちの手あてや薬の処方をしていたが、ここを借りて一週間ほど歯科検診と口腔印象模型を採集した。現代の村の人々は弓をもってペニスケースを付けた原住民風の格好ではなく、Tシャツなど簡便な洋服姿であった。しかし、黒褐色の皮膚、深く刻まれた鼻根部のしわ、大きな鼻、大きく輪を描く深い鼻唇溝など、その顔にはメラネシアやポリネシアのような柔らかさはなく、オーストラリア原住民に近い原始性を感じさせるものであった。背はあまり高くなく、筋骨もメラネシアのように発達していない。肥満の人は少なく、やせ型の人が多い。

　これまで報告されているパプアニューギニア人の歯のサイズのうち、ゴロカとルファという東部高地人のものは、オーストラリア原住民よりも大きいことが知られている。一方でニューブリテン島やブーゲンビル島の住民も計測されているが、こちらは高地人よりはだいぶ小さく、太平洋地域では中程度のものである。ニューギニアといっても高地と島嶼では住んでいる人が違うことを示している。我々が計測したワバグの高地人の各歯の近遠心径と頬舌径から総合値を算出してペンローズのサイズ距離を調べると、ゴロ

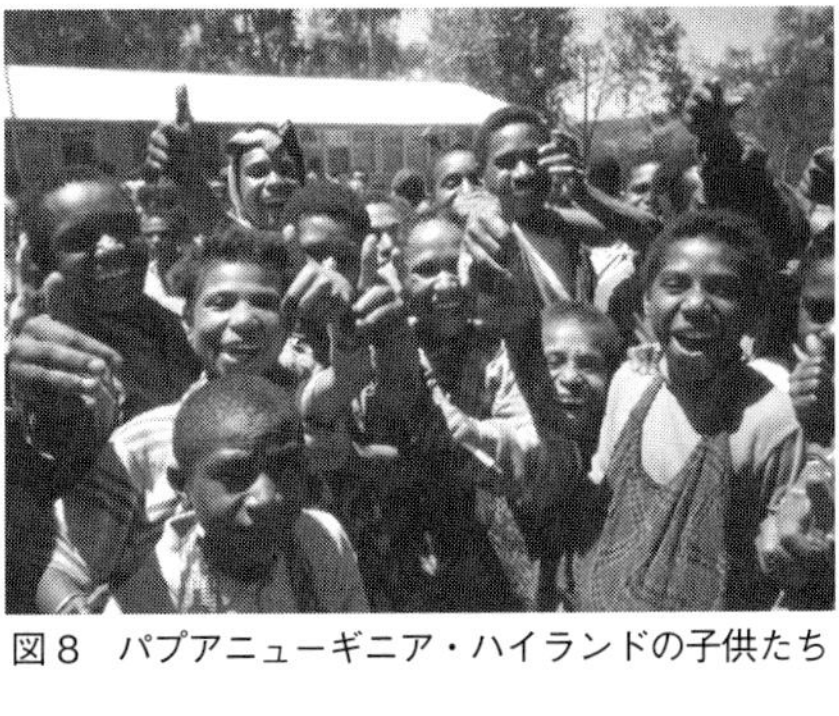

図８　パプアニューギニア・ハイランドの子供たち

カヤルファのものとオーストラリア原住民のほぼ中間の大きさであった。やはり高地人の歯は大きいということを示すものである。

特異な歯列弓の形

歯の形態と同様、人種差や集団差のあるものに歯列弓の形態がある。一般的に霊長類や猿人などでは突顎でアゴが長いため歯列弓の形はU字型に近く、左右の臼歯列がほぼ平行に並び、幅に対して長さが大きい。新人になるに従い、顎が短くなり、歯列弓幅に対する歯列弓長も短くなり、歯列弓形態は臼歯列が後方に開いた放物線形になる。現代社会の人間では後方がかなり開いたV字型を呈する集団が多いが、オーストラリア原住民のような古いタイプの民族ではまだ放物線型に近い形態を保持している。

図9はニューギニア高地人と日本人の上顎歯列弓を並べたものである。その形の違いは一目瞭然であろう。ニューギニア高地人の歯列弓形態は両大臼歯列が平行に近い放物線型で、幅が極めて広く、全体に丸い。犬歯の外側への飛び出しも少ないのでトンプソンの歯列弓形態の分類では帯円歯列弓という形になる。日本人の多くは楕円形からV字型で、写真右のケースはV字型の著しいものであるが、近年頻繁にみられる。左のニューギニア高地人のような歯列弓形態は日本人ではまず見られないものである。

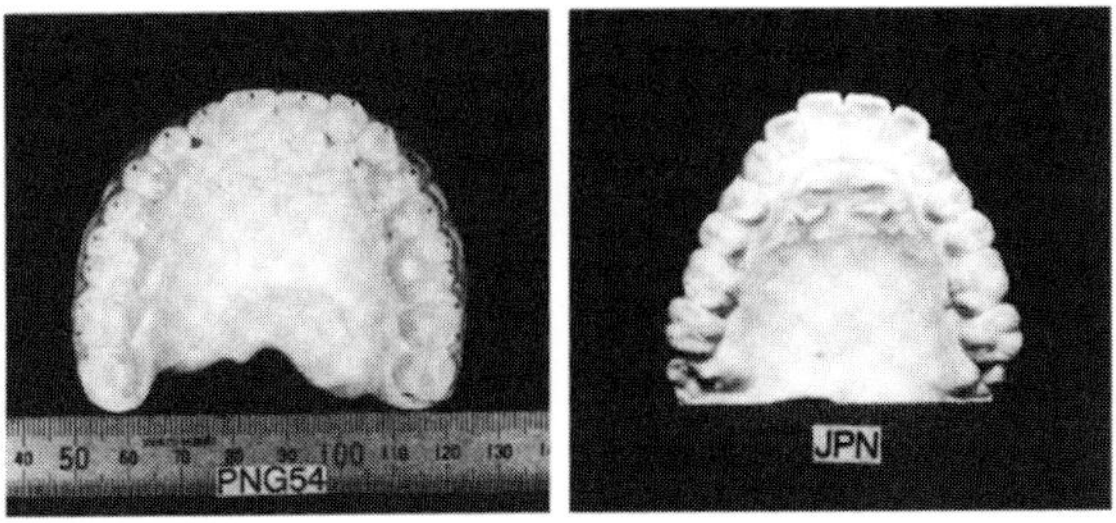

図９　上顎歯列弓の形態、左：ニューギニア高地人、右：日本人
（五十嵐 2001 より引用）

　ニューギニア高地人は進化史的にみてオーストラリア原住民との類縁性が強いといわれているが、歯列弓形態からみるとかなり違っている。この差はニューギニア高地人の小進化といえるかもしれない。現代人を対象としたニューギニア人の形質人類学的研究は極めて少なく、頭蓋骨や下顎骨の分析が進んでいないので今のところは推定の域を出ないが、このような広く、短い歯列弓は咀嚼器の退化と考えられる。オーストラリア原住民が最近に至るまで農業のない狩猟採集民であったのに比べ、ニューギニア高地ではすでに述べたようにタロイモ、サツマイモなどの根菜類の長期間にわたる栽培が明らかになっている。このことが咀嚼器への力学的負担を軽減し、歯やあごの形態に変化を及ぼすことは色々な民族でみられることである。ニューギニアにおいてもそのようなことが起こった可能性は十分あると思われる。

結節型切歯

上顎切歯の裏側を見てみよう。我々日本人の上顎切歯は、シャベル型といって歯の両側に縦方向の隆線があり、真ん中の部分がくぼんでいることはすでに述べた。結節型切歯とは、歯頸部近くでその隆線の間にできる大きな高まりをもつ切歯のことを言う。この結節は基底結節という名前で呼ばれているが、しばしばこから舌側面に向かって、細い棘（トゲ）のようなエナメル質の高まりが出ることがあり、これを棘突起と呼んでいる。

かつて北京原人の歯について調べたワイデンライヒは、北京原人の上顎中切歯はシャベル型切歯であると報告した。しかし、これに対しアドロフは、北京原人の中切歯には発達した基底結節はあるものの、シャベル型切歯とよぶべき形態はしていないので、これを結節型切歯と呼ぶべきであると主張した。しかし、側切歯にはシャベル型が見られるとして、中切歯と側切歯の形の違いに注目した。この二人が

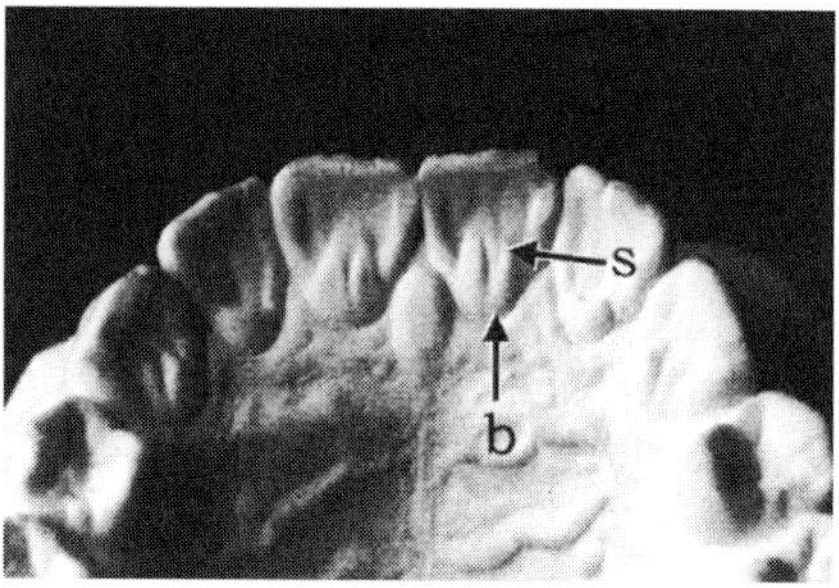

図 10　ニューギニア高地人上顎中切歯の基底結節（b）と棘突起（s）（kanazawa 2001 より引用）

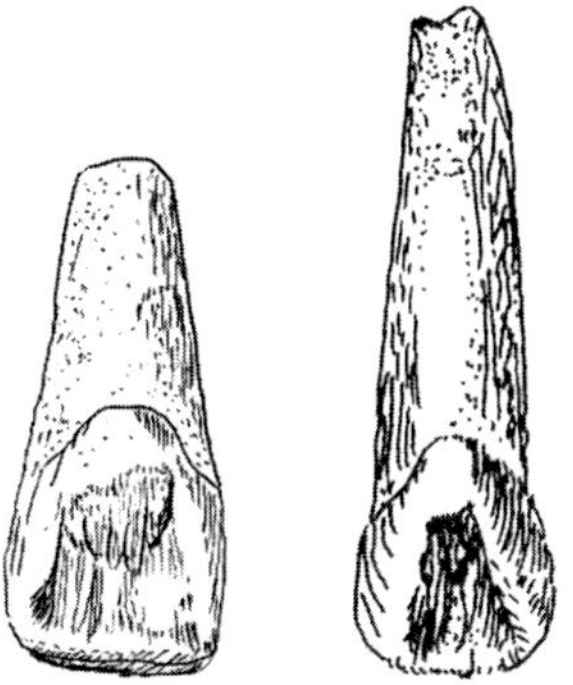

図11　北京原人の上顎左側中切歯（左）と右側側切歯（右）
（それぞれ別個体のもの、Weidenreich, 1937 を改変）

論争した北京原人の切歯は図11のようなものである。

　はたして、この形態をどう見るか。中切歯については確かに基底結節がよく発達し、幅も広い。棘突起も細かくたくさん舌側面窩に出ている。しかも、舌側面窩はくぼみ、シャベル型になっているようである。ワイデンライヒはそのくぼみに注目し、アドロフは基底結節の出っ張りに注目したのである。

　基底結節の起源は古く、原人にもあるし、猿人にもある。そしてチンパンジーやゴリラにもある。上下顎切歯で食物を切る際に下顎切歯が上顎切歯の舌側面を滑った時、この基底結節がストッパーになるのである。現代の新人においてこの形質は少なくなったとはいえ、オーストラリア原住民、ニューギニア高地人、メラネシア人など、南太平洋の民族といくつかのアフリカ集団に見られる。新人が出アフリカを遂げて世界に広がった時、古いこの遺伝子も一緒に持ってきたと考えられる。

6　オーストラリア

オーストラリア先住民（アボリジニ）

アボリジニは現代に生きる石器時代人ともいわれる人々で、アフリカを出てアジアに進出した新人のもっとも古いタイプの集団である。アジアのモンゴロイドといわれる集団とも、その根元のところで関係している。そういう意味では日本人の歯のルーツのルーツといってもよいかもしれない。

考古学的な資料からは、オーストラリア先住民は四〜五万年ほど前、スンダランドからサフールランドへ渡ってきたとされている。印東道子によると、正確には北部オーストラリアのアーネムランドで、今から五万二千年前の遺跡が見つかっている。その後、先住民はこの大陸の広い部分に進出し、四万年前には現在のオーストラリア東南部の世界遺産であるウィランドラ湖群地域に達し、化石人骨や炭酸カルシウム上の足跡を残している。オーストラリアでは更新世の遺跡が東南海岸部を中心に見つかっており、人骨も発見されている。それらの人骨はオーストラリア原住民の形質の原型を示しており、その祖先集団であったことは間違いないとされている。ウィランドラ湖群地域の近くのカウ・スワンプという遺跡では、現代の先住民より頑丈な骨格をもつ約一万三千年前の化石も発見されている。

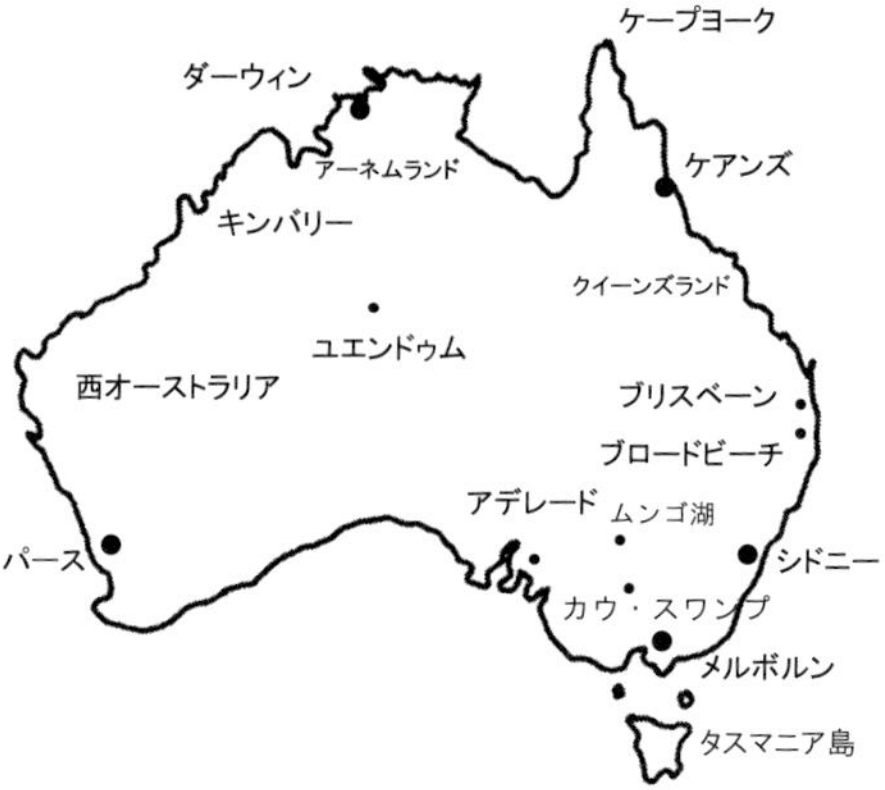

図12　オーストラリアの地図と遺跡

オーストラリア先住民たちは現在に至る四〜五万年という長い期間、サフールランドの様々な環境に適応放散し、独自の小進化を成し遂げた。しかし、十八世紀、イギリス人の入植をきっかけに、西欧の社会的、文化的支配により、最適の居住地を追われ、彼らの持つ文化の様相も変化していった。現在では西欧文明に対する形で、オーストラリア先住民という単一の民族として語られることが多いが、実際には多数の部族や言語からなる複合的民族集団である。

十八世紀までのオーストラリア先住民は三十－五十万の人口があったといわれるが、イギリス人の侵入以後、激減した。イギリスからの居留者との直接的な戦いのほか、インフルエンザ、はしか、天然痘などの病気は多くの原住民を死に至らしめた。一九三〇年には人口が六万人程度にまで減少し、タスマニ

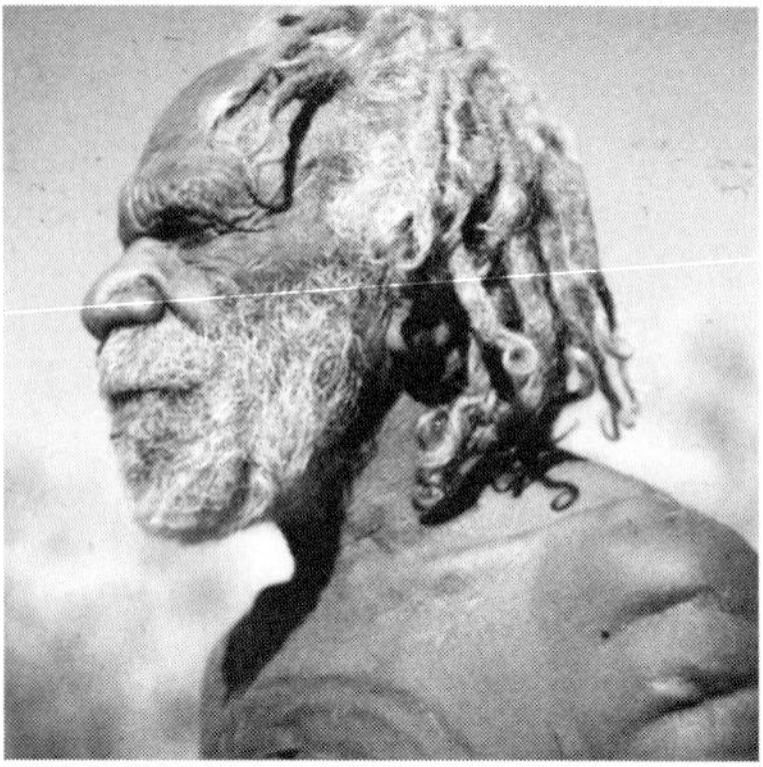
図13　オーストラリア先住民（アデレード大学・タウンゼンド教授の提供）

ア島ではすべての先住民が絶滅した。しかし、その後はキリスト教会、オーストラリア連邦政府や人権保護団体の努力により、人口が増加し、現在は、約七〇〇部族、人口約二十六万人、オーストラリアの人口の約1.5%を占めるに至っている。

　オーストラリア先住民と言えばブーメランを投げて動物を殺し、肉を食べる石器時代の民族、というイメージがあるが、それは観光化されたイメージで、実際には、沿岸地帯で魚や海産物を主食にしていたり、内陸の湖岸で植物主体の食生活をしていたり、多種多様の生活を長い間営んできた。ただ、ついに農耕や牧畜を営むことなく、狩猟・採集の文化段階のまま現代に至ったという点で、他の世界の民族と著しく異なった体質や体型を持つことになった。

オーストラリア先住民の頭蓋

オーストラリア先住民の身体特徴としては、黒褐色で毛深い皮膚、黒色で波状の頭髪がまず目立つが、頭部には、突出した眉上隆起、額が平坦で後方に傾斜していること、鼻幅が広く、眼窩がくぼみ、顎が突出し、歯が大きいなどの特徴が集中している。これらの特徴は初期のオーストラリア先住民では特に強く、オーストラリアの人類学者ソーンはカウ・スワンプ遺跡出土のオーストラリア原住民とジャワ原人との頭蓋骨を比較し、以下のような類似点を挙げた。

①前頭骨が前後方向に平坦である、②頬骨下縁が外側に反り返る、③梨状口下縁が上顎骨に滑らかに移行する、④口（顎）が前突している、⑤前頭骨後部に骨の隆起がある、⑥最小前頭幅の位置が後ろにある、頭骨最大幅の位置が低い、など。

これらの特徴から、ソーンはオーストラリア原住民がジャワ原人の子孫であるという説を提唱したが、その後遺伝学的研究が

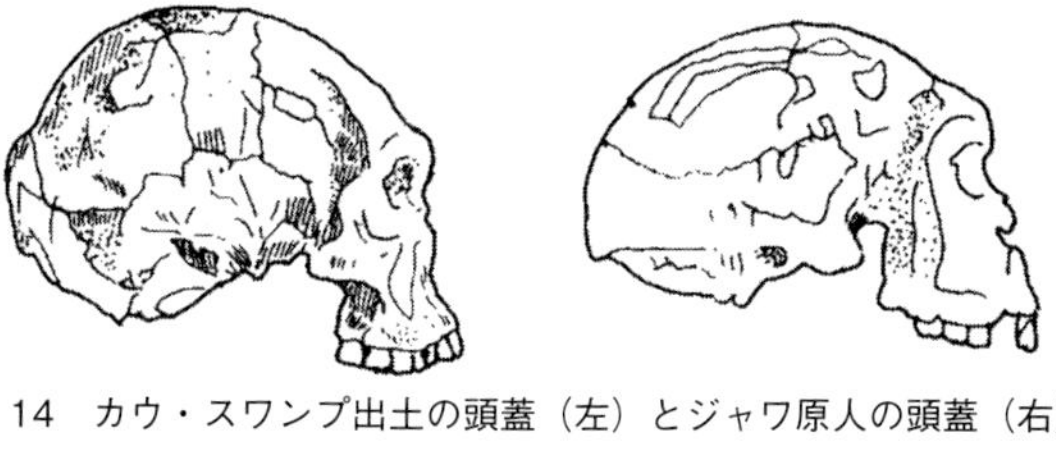

図14　カウ・スワンプ出土の頭蓋（左）とジャワ原人の頭蓋（右）

進み、現在地球上にいる新人はアフリカから出てアジア、太平洋地域に進出したとされるいわゆるアフリカ単一起源説が有力になって、アジアで同地域の原人から旧人を経て新人になったとする多地域進化説が揺らいだ現在では、その説を支持する人は少ない。ソーンはその後マンゴ湖から発見された化石が華奢なタイプであったことから、現在のオーストラリア先住民はこの二つのタイプの祖先が混血してできた集団であると考えた。

オーストラリア先住民の頭蓋骨を初めて計測した日本の研究者は、元国立科学博物館の山口敏であった。昭和四十年代、日本ではアイヌの起源に関する大きな議論が巻き起こり、世界のどの民族との類縁性が高いのか調査する必要が出てきた。現代のアジア系民族で最も古いタイプといわれるオーストラリア先住民との関係も当然はっきりさせておかねばならないという状況の中、山口はオーストラリアへ渡り、先住民の頭蓋骨の測定を行った。使用した頭蓋骨はオーストラリア各地の博物館に所蔵されているもの四〇〇以上にのぼり、メトリックとノンメトリックの手法を使って計測されたデータの分析結果から、オーストラリア先住民の頭蓋骨の中には、東南部マレー川地域に由来するものとそれ以外のものの二つの型があることが分かった。これはブラウンも指摘したオーストラリア先住民の地理的変異である。山口はさらに、本来の目的であったアイヌとの比較を行うために、マハラノビスの汎距離を使って日本の縄文、アイヌ、現代日本人との比較をしたところ、縄文とアイヌは極めて近く、それら二つと日本人との間には距離があり、またそれら二つとオーストラリア先住民との間にも大きな距離があり、結局アイヌとオーストラリアとの類縁関係を否定する結論を出したのである。その後の、歯の研究や遺伝学的研究などからもアイヌとオーストラリア先住民の関係は否定されているが、山口の研究はそれらの先鞭をつけたものとして評価されている。

オーストラリア先住民の歯

オーストラリア先住民の歯は世界で一番大きいといわれている。これまでも、述べたように、メラネシアや北米インディアンでオーストラリア先住民を超える大きさをもつ集団も報告されているが、平均的にみればオーストラリア先住民の歯は世界で最も大きいという言い方は間違いではない。試みに、日本人の歯列と比較してみよう。

図15はオーストラリア先住民（左）と日本人（右）の上顎歯列弓の例である。オーストラリア先住民では、一つ一つの歯が大きい。咬合面に象牙質の露出を伴う激しい咬耗がみられるほか、歯間の咬耗が進み、歯と歯の間が平らに摩耗し、その分歯列弓は短くなっている。第二大臼歯が大きく、第三大臼歯まで本来の形態を保っている。第三大臼歯と後方

の下顎枝前縁との間にはスペースがあることもある。全体の形は洪積世人類特有の放物線形態を呈する。

日本人は、オーストラリア先住民に比べて歯が比較的小さく、咬耗はあまり見られない。上顎切歯が少し前方に突出する傾向や歯間の咬耗がないことにより、歯列弓は比較的長いが、第三大臼歯の矮小化や欠損が起こりやすいので歯列弓は極端に短くなることもある。小臼歯部が舌側に偏るので全体として開いた放物線である。

オーストラリア先住民の歯の大きさは、頭蓋同様個別の集団でみると時代や地域による差がある。たとえばオーストラリア・アデレード大学の研究グループはこれまでにいくつかの集団の歯を計測し、発表しているが、オーストラリアの広域にわたる人骨からの計測値に比べ、中部砂漠地帯のユエンドゥムと

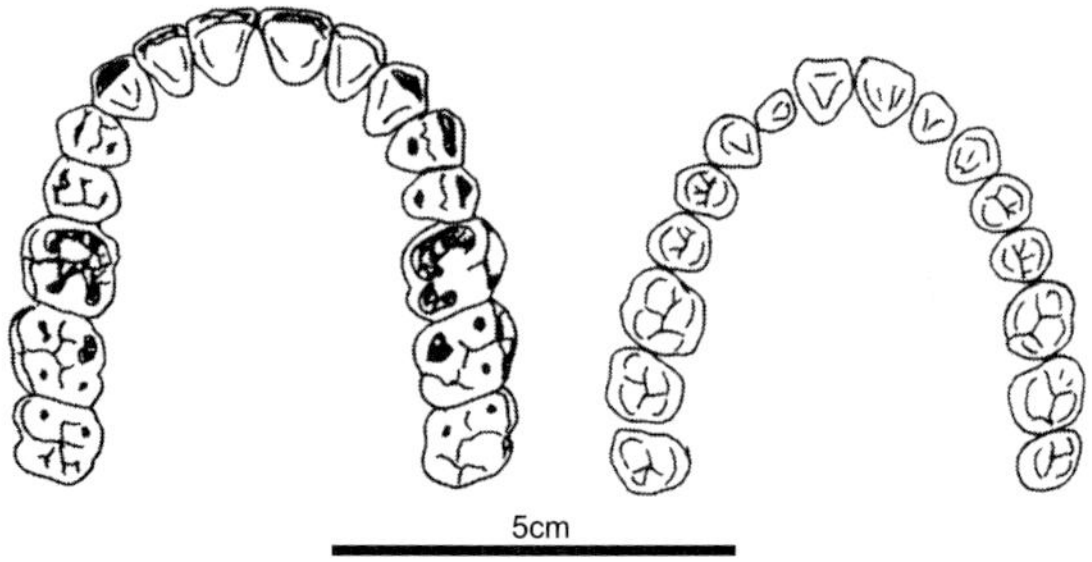

図 15　オーストラリア先住民（左）と日本人（右）の上顎歯列弓の代表例。（左の図は Campbell 1925 より引用）

いうところで採集されたオーストラリア原住民の歯の石膏模型の計測値は小さい。一方で歯の大きなグループもあり、その原因は、オーストラリア先住民の移動の後を示すものであるという考えと、居住地の環境や気候に対する適応という説がある。

歯のノンメトリック形質

オーストラリア先住民の歯は大きいだけでなく、特有の形質をもっている。上顎中切歯の基底結節はそのひとつであるが、これはニューギニア先住民との共通形質としてすでに述べたので、ここではまず下顎大臼歯の第六咬頭を見てみよう。

下顎大臼歯は通常5咬頭からなるが、その発達度合いにより咬頭の数が増えたり減ったりする。増えるといっても不規則に増えるのではなく出現する位置は決まっており、これらは付加咬頭と呼ばれている。第六咬頭は下顎大臼歯の遠心舌側咬頭と遠心咬頭の間にできる付加咬頭である（第三章、図5）。アデレード大学のグラント・タウンゼンドはこの咬頭の頻度を現代のオーストラリア先住民で調査したところ、その頻度は第二乳臼歯で最も高く、約80パーセントであることが分かった。第一、第二、第三の各大臼歯でそれよりわずかに頻度は下がるものの、他の集団と比較するとオーストラリア原住民ではこの頻度が抜群に高いことを見出した。

上顎第一大臼歯の遠心部の辺縁隆線部上にできる付加咬頭である第五咬頭も、オーストラリア先住民で極めて頻度の高い形質である（第三章、図12）。筆者らがモアレ計測で行ったアジア、ヨーロッパを含む9集団の中でも最高の頻度（36パーセント）であったし、ターナーらが自らの基準で行ったものでは60パーセントを超えている。タウンゼンドは、第一大臼歯だけでなく第三大臼歯まで調べてみたところ、後へ行けばいくほど頻度が高くなっていることを見出した。これはオーストラリア原住民の大臼歯列では、後方の歯の退化傾向が少ないことに起因している。同時に、下顎大臼歯の第六咬頭に対応して、遠心部の咬頭を発達させ、咬合に参加することにより咀嚼効率を上げるための適応と見ることができる。事実、大臼歯部の咬耗は、付加咬頭であるこの上顎第五咬頭と、下顎の第六咬頭が早期に咬耗を開始することも知られている。

これらの付加咬頭のほかに、オーストラリア先住民では上顎大臼歯のカラベリ結節の頻度も比較的高いことが報告されており、一方極端に出現率の低いプロトスタイリッドや第七咬頭をも含めて、タウンゼンドは、これら5形質の頻度パターンの分布に特徴のあることを見出し、この組み合わせをオーストラリアン・デンタル・コンプレックスと名づけた。これはすでに紹介した埴原和郎のモンゴロイド・デンタル・コンプレックスを意識してつけられた名称と思われる。

咬耗と咬合

オーストラリア先住民といえば激しい咬耗で知られている。図15の歯列でわかるように切歯部から大臼歯に至るまで象牙質が露出し、各歯が平らに咬耗している。咬頭と咬頭が互い違いに咬み合う現代人の咬合ではなく、初めにあった咬頭は失われ、すべての歯が対合歯と臼状に擦り合う。切歯でも同様であるから結果的に切縁と切縁が向かい合う切端咬合（エッジ・トゥウ・エッジ・バイト、人類学では鉗子状咬合）となる。この現代では見られない咬合様式はどのように獲得されるのであろうか。

図16はオーストラリア先住民の歯の研究に先鞭をつけたアデレード大学のキャンベルの写真をトレースしたものであるが、1は乳歯期から第一大

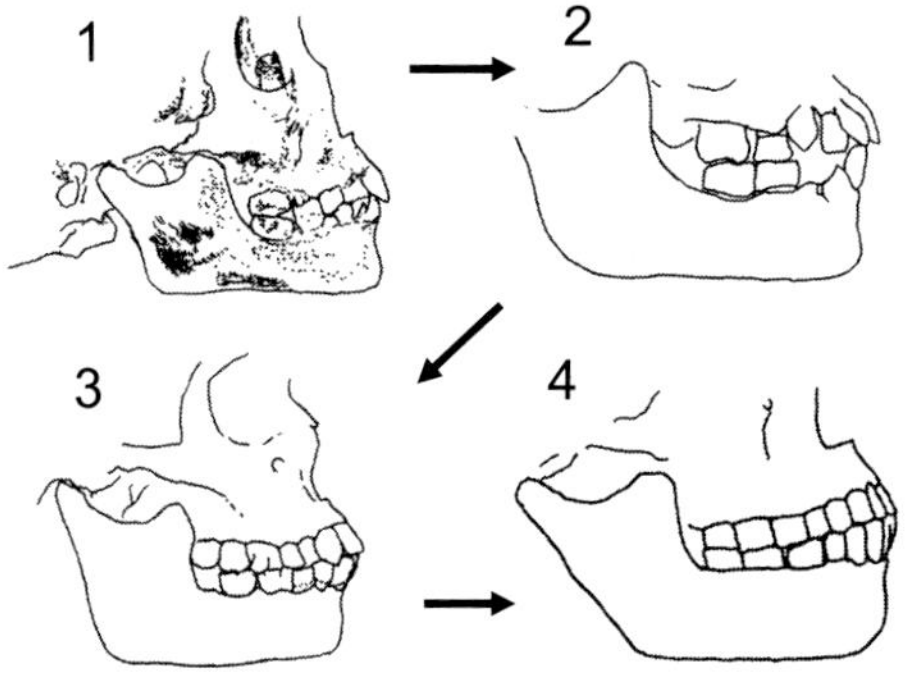

図16　オーストラリア先住民の咬合の発育変化（キャンベル 1925 による）

臼歯の生える時期で、上下顎切歯も生えて間もないものである。切歯部をみると上顎が前に出て（オーバージェット）、咬み合った時は上顎切歯の切縁が下顎切歯の切縁の下に来る（オーバーバイト）いわゆる被蓋関係ができている。この関係を人類学では鋏（はさみ）状咬合といい、歯科学では正常咬合という。2は混合歯列期で、犬歯が生えるころであるが、まだ前歯の被蓋関係ははっきりしている。3は第二大臼歯の萌出時期であるが、歯には少し咬耗がみられ、被蓋関係が少し小さくなっている。4は成人した頃であるが、すべての歯に咬耗が進み、切歯部は、すり減った上顎切歯に対して、平らな下顎切歯が適合して切端咬合が完成している。3から4への移行には前歯の咬耗と同時に後歯の咬耗が同時に起こっていることが想定される。すなわちこの切端咬合は生まれつきのものではなく、成人になる過程で獲得されるものであることを示している。

このような咬耗がなぜ起こるのか。それは咬耗を強いる食べ物を食べていたからである。現代の文明化された

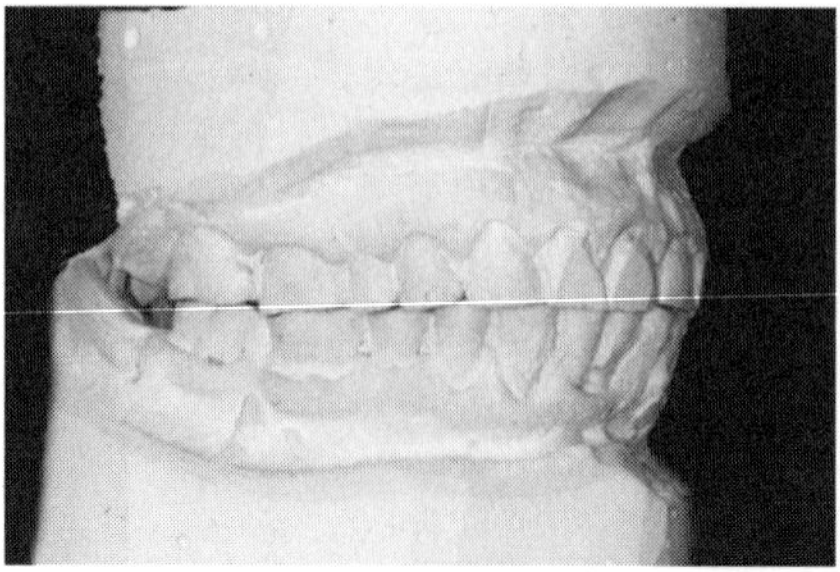

図17　オーストラリア先住民の咬耗した歯と歯列
（アデレード大学所蔵標本）

時代の先住民は当然咬耗も減っているが、少なくとも一〇〇年ぐらい前にはまだ狩猟採集を行っていた先住民がおり、それを観察したキャンベルによると、まず子どもは歯が出始めた一－二歳の時から大人と同じものを食べていたという。さらに四～五歳になっても時々母乳を吸っていたという。成人になると、動物の肉を中心に、骨、草の種、果実、根茎類、昆虫、幼虫などをもっぱら食べ、野菜や穀物は時々食べる程度であったらしい。火を通す調理は最低限で、堅いものをそのまま食べていたようである。穀類を挽く臼はあったが、砂が混じっており、これが咬耗に拍車をかけたとも言われている（図17）。

臨床歯科学への貢献

オーストラリア先住民の歯の研究には長い歴史があるが、その中でもオーストラリア先住民の名を最も世に知らしめたのはベッグの研究であろう。ベッグ（Percy R. Begg, 1898-1983）は、メルボルン大学歯学部を卒業後、当時アメリカ・カリフォルニア大学の歯科矯正学教授で、後年歯科矯正学の父とう

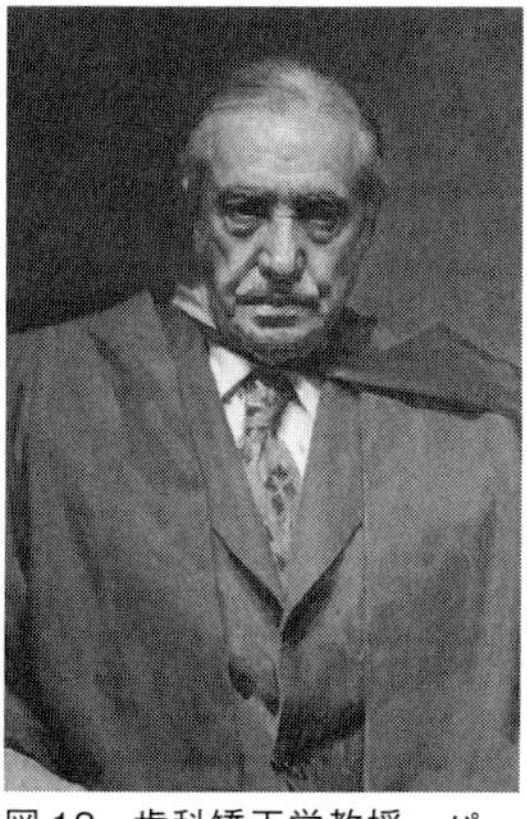

図18　歯科矯正学教授　パーシー・ベッグ（アデレード大学所蔵絵画）

たわれたアングル（E. Angle）のもとに留学した。帰国後、アデレードではただ一人の矯正歯科医として病院での治療や大学での講義で活躍した（図18）。

ベッグはアングルのもとでエッジワイズ法という矯正テクニックを学んでいたが、彼はその後の臨床で、矯正後の歯の後戻りを多数経験し、新しい矯正テクニックの必要性を感じていた。そのときにヒントになったのがオーストラリア先住民の咬合や咬耗であった。ベッグが注目したのは、オーストラリア先住民には歯のサイズと顎のサイズの不調和に由来する叢生が見られないこと、またむし歯や歯周組織病などもほとんど見られないことであった。咬合面の咬耗と隣接歯間の咬耗が歯のサイズを減少させ、後歯の近心移動を促すことを知ったベッグは、歯に咬耗が起こること、あるいは咬耗を起こさせる咬合様式が人間の歯列にとってはむしろ正常なことであって、これを「咬耗咬合」と呼び、形態的には「解剖学的正常咬合」とした。一方で咬耗のない現代人の歯列を「教科書的正常咬合」と呼ぶべきであるとの議論を展開し、そこには様々なトラブルが起こっており、それを解消するために歯の矯正に当たっては歯冠幅の人為的な縮小、言い換えると抜歯や歯間隣接面の削除が必要であると主張した。いわばオーストラリア先住民のもつ「咬耗咬合」を自らの矯正法の理論的裏づけとしたわけである。

7　太平洋民族の歯の比較

オセアニアの人々の歯の大きさは、大きなものから小さなものまで、他の大陸では類を見ないほど変異が大きい。まず、大きい方では最初に出アジアを果たしたオーストラリア原住民とその類縁であるパプアニューギニアやメラネシアの人々があげられる。南アジア起源といわれるラピタ人の流れをくむポリネシアやミクロネシアの人々は中型の歯である。スンダランドの熱帯雨林が生んだといわれるフィリピンなどのネグリトは極めて小型の歯をもつ。このような分布は、大きく見てそれぞれの民族の出自と歴史を反映していると思われるが、歯の大きさは遺伝ばかりでなく、環境の影響も受けるので、それぞれの地域を細かく見てゆくと、歯のサイズには地域ごとにさらに細かいバリエーションのあることがわかる。

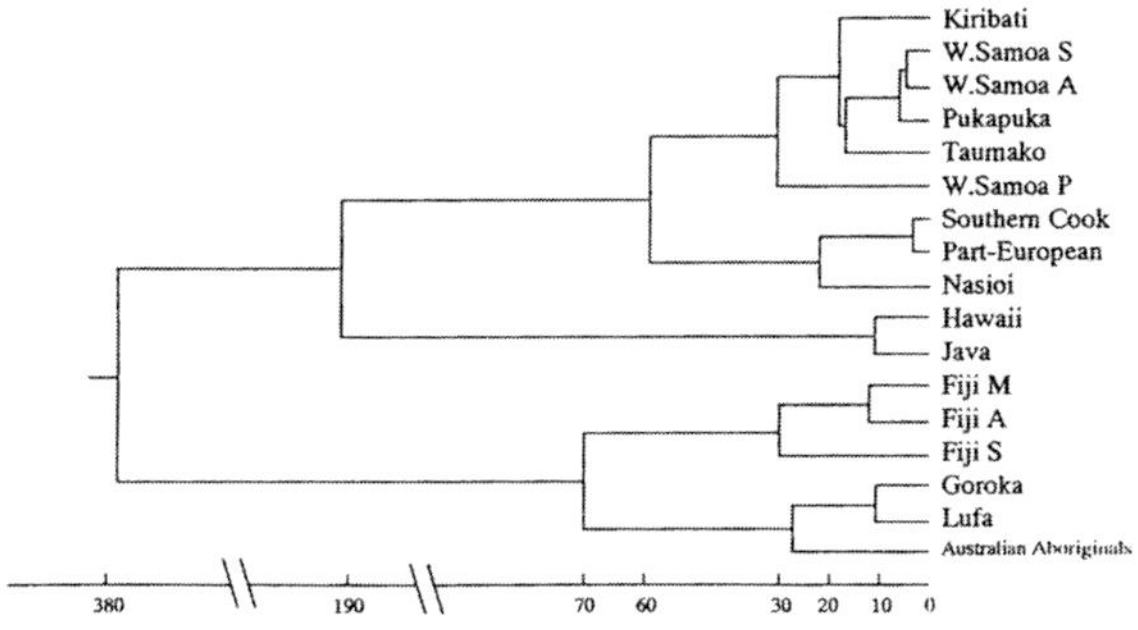

図19　太平洋集団の歯のサイズにもとづく関係図（松野1997による）

ポリネシアやミクロネシアについては山田博之によると、西・中央および東ポリネシアに位置するトンガやクック諸島、ソサエティ諸島で歯が比較的大きく、ポリネシアの三角圏の二極に位置するハワイやニュージーランド（マオリ）では歯は小さくなる傾向にある。ミクロネシアのグアム島民（チャモロ）の歯は中央ポリネシア集団と同程度の大きさである。松野昌展は、メラネシアの代表としてフィジー島民を選び、同じフィジーの中でも世代の異なる集団を三つ選びそれぞれ別個に統計を行ったところ、若い世代ほど歯が大きいことがわかった。ちなみにフィジーの高校生は前に述べたオーストラニアやニューギニアの原住民よりも大きい。これはもともと歯の大きなメラネシアにあって比較的都市部の裕福な子供たちの栄養状態がよく、身長の伸びも顕著であることと連動した現象と見ることができる。

一方、比較の対象を広げて、太平洋全域の集団と比較してみると一つの民族内の集団差は小さくなって、ひとまとまりのものとなり、他集団との違いが鮮明になる。図19はこれまで調べられている歯の計測値のデータを引用して合計17集団のマハラノビス距離を求め、得られた距離行列からクラスター分析を行った結果である。これらの集団は大きく2つのグループに分かれ、一つのグループにオーストラリア、ニューギニア原住民およびメラネシアのフィジーが入った。もう一つのグループにはサモアやクック、ハワイ、キリバスなどポリネシアとミクロネシアの集団が入った。このことはオセアニアには大きく分けて二系統の歯のサイズがあることを示している。

ここでオーストラリア先住民を含む、アジア起源のおもな集団の歯と世界規模での歯の大きさを地図に書き入れたもの（図20）を見てみよう。この図はこれまでに発表された各地域の歯のサイズをおおざっぱにまとめたものであるが、東南アジアや縄文・アイヌが小さく、遠く離れたオーストラリアやアメリカ大陸で大きい。太平洋の民族は比較的大きい歯をもっていること、フィリピンなどのネグリトとよばれる集団は極小の部類に入ることなどを考えに入れると、アジア・環太平洋の民族は東南アジアを小

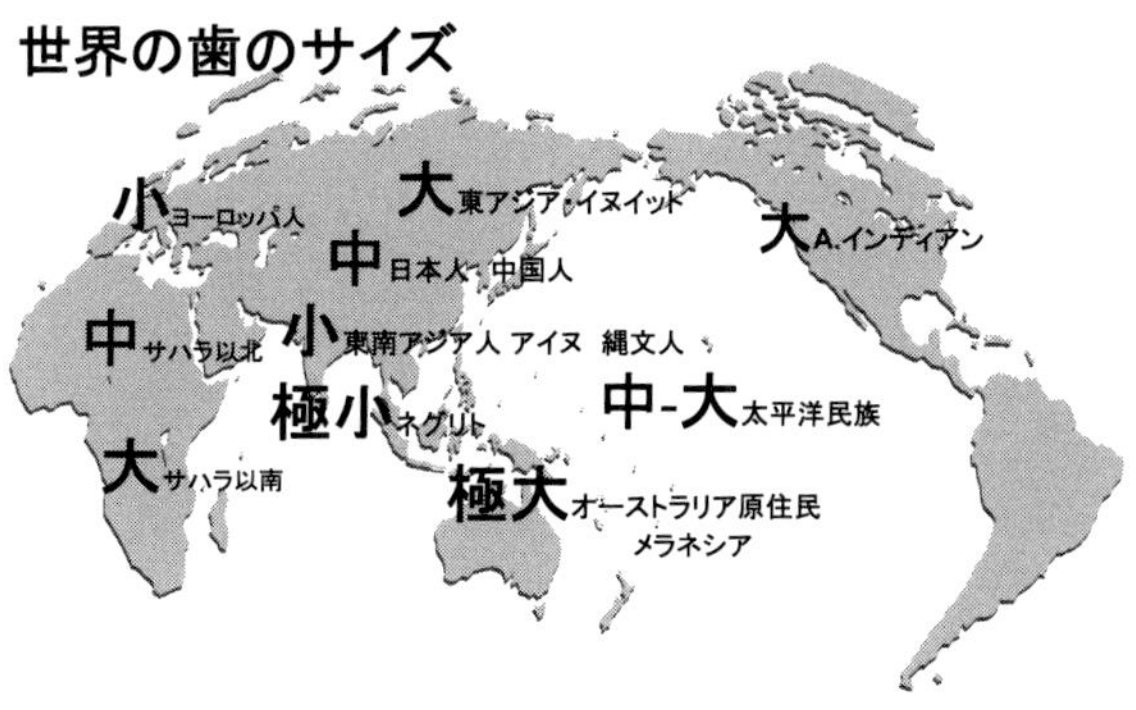
世界の歯のサイズ
小 ヨーロッパ人
大 東アジア・イヌイット
中 日本人・中国人
大 A.インディアン
中 サハラ以北
小 東南アジア人 アイヌ 縄文人
極小 ネグリト
中-大 太平洋民族
大 サハラ以南
極大 オーストラリア原住民
メラネシア

図20　世界の人々の歯のサイズ

さい歯の中心として周辺部に行くほど大きくなるという勾配のようなものがあることに気づく。ヨーロッパやアフリカなどでも歯の大きさには一定の勾配のようなものがあり、それはやはり民族の移動と関連している

この章のまとめ

アジアからオーストラリアへ渡ったオーストラリア先住民の歯の形態は、アジアに現れた新人の持っていた原始的な形態を保持しているものと思われる。彼らは隔離されたオーストラリアの地で四－五万年間、独自の進化を遂げる。一方、四千年前という比較的新しい時代にアジアから太平洋地域に進出した人々は、すでに新しいアジア的な歯の形態を持っていたが、メラネシアなどオーストラリアやニューギニアに近い地域の人々には混血による原始的な形態も見られる。太平洋地域は広大な海とそれぞれが遠く離れた島嶼域からなるが、民族の移動の跡をやはり歯の形態から探ることができるのである。日本人の歯のルーツはスンダドントとシノドントであるが、その大元で分かれたのが、オーストラリアやニューギニアの集団の歯である。その意味で、彼らは我々の兄弟とも言えるのである。

参考文献

Igarashi Y. et al.: Short and Broad Dental Arch in Papua New Guinea Highlanders. Anthropological Science, 109: 239-251, 2001

印東道子、メラネシア－文化の回廊地帯、オセアニア 1、島嶼に生きる、東京大学出版会、1993

Intoh, M.: Human Dispersals into Micronesia. Anthropological Science, 105: 15-28, 1997

尾崎　公、オーストラリア原住民の抜歯の風習について、日本歯科医師会雑誌、24: 368, 1965

Kaifu, Y. et al : Tooth wear and the "design" of the human dentition: A perspective from evolutionary medicine. Yearbook of Physical Anthropology 46:47-61, 2003

片山一道、石器時代の遠洋航海者の系譜、オセアニア 1、島嶼に生きる、東京大学出版会、1993

片山一道、ポリネシア人　一石器時代の遠洋航海者たち一、同朋社出版、京都、1991

片山一道、土肥直美、オーストロネシアンの拡散に関する出台湾（Out of Taiwan）仮説を検証するための試論：墾丁寮人骨の予備調査、人類学雑誌、116：149-153、2008

金澤英作、海洋性特殊環境における口腔形態の適応と食物摂取に関する人類学的研究、平成 7 年度日本大学学術助成金成果報告書、1996

金澤英作、松野昌信、永井明子、葛西一貴、高橋正光、川村全、網干博文：　Fiji,　Western Samoa および Kiribati における歯の萌出時期について、日大口腔科学、22: 291-295、1996

Kanazawa, E. et al.: Tooth size of people in Wabag, Papua New Guinea Highlanders and its comparison with Pacific peoples. Anthropological Science, 108: 169-181, 2000

Kanazawa, E. et al.: Distribution of tubercle-shaped incisors in south Pacific populations. Anthropological Science, 109: 225-238, 2001

Kanazawa, E., Natori, M., Ozaki, T.: Anomalous tubercles on the occlusal table of upper first molars in nine populations including Pacific populations. In *Craniofacial Variation in Pacific Populations,* eds. T. Brown and S. Molnar, pp. 53-59. Adelaide: Anthropology and Genetics Lab, Department of Dentistry, University of Adelaide, 1992

Kanazawa, E. et al.: Allometric variation on cuspal Areas of the lower first molar in three racial populations. J. Anthropological Society of Nippon, 93:524-438, 1985.

Kimura, R. et al.: A Common Variation in *EDAR* Is a Genetic Determinant of Shovel-Shaped Incisors. American Journal of Human Genetics, Vol. 85: 528-535, 2009.

Campbell, T. D.: Dentition and Palate of the Australian Aboriginal, Publication under the Keith Sheridan Foundation, University of Adelaide, 1925

Kondo, S., G.C. Townsend : Sexual dimorphism in crown units of mandibular deciduous and permanent molars in Australian Aborigines, J. Comparative Human Biology, 55: 53-64, 2004

倉島晃一、Begg techniqueについて、歯科矯正学最近の進歩、医歯薬出版、1972

酒井琢朗、ハワイ諸島人の歯の形態について、人類学雑誌、83:49-84, 1975

酒井　中、ポリネシア文化起源地としての台湾、金沢大学考古学紀要、30:42-51, 2009

篠遠喜彦、ポリネシア文化成立への基盤、オセアニア1、島嶼に生きる、東京大学出版会、1993

Smith, P.: Dental reduction, Selection of Drift. Bjorn Kurten ed., Teeth: Form, Function and Evolution. Columbia University Press, New York, 1982

Townsend, C. G., H. Yamada, P. Smith: Expression of the entoconulid（sixth cusp）on mandibular molar teeth of an Australian Aboriginal population, Am. J. Phys. Anthropol. 82: 267-274, 1990

Townsend, C. G., H. Yamada, P. Smith: The metaconule in Australian Aboriginals: An accessory tubercle on maxillary teeth, Human Biology, 58: 851-862, 1986

多賀谷昭、身体形質の多様性、オセアニア1、島嶼に生きる、東京大学出版会、1993

高山純、ミクロネシア先史文化の成立過程、オセアニア1、島嶼に生きる、東京大学出版会、1993

Brown, T. : Morphology of the Australian Skull. Australian Institute of Aboriginal Studies, Canberra, 1973.

Brown, T. et al : Yuendum, legacy of a longitudinal growth study in Central Australia, University of Adelaid Press, 2011

Doran G. A. and Freeman L.: Metric features of the dentition of populations from Goroka and Lufa, Papua New Guinea. Human Biology 46: 583-594, 1974

中原　泉、歯の人類学、医歯薬出版、2003

Harris, E. F. and Bailit, H. L.: Odontometric comparison among Solomon Islanders and other Oceanic peoples. In The Solomon Islands Project, ed. J. S. Friedlaender, pp. 215-264. Oxford: Clarendon. 1987

Howells, W. W.: Anthropometric grouping analysis of Pacific peoples. Archaeology and Physical Anthropology in Oceania, 5: 192-217, 1970

Brown, P.: Human origins and antiquity in Australia: an historical perspective. In http://www-personal. une.edu.au /~pbrown3 /palaeo.html, 1997

Brace, C.L.: Australian Tooth-Size Clines and the Death of a Stereotype, Current Anthropology, 21: 141-164, 1980

Brace, C.L. and R. J. Hinton: Oceanic Tooth-Size Variation as a Reflection of Biological and Cultural Mixing, Current Anthropology, 22: 549-569, 1981

Begg, P. R.: Stone Age Man's Dentition, Am. J. Orthodont. 40: 298-312, 1954

ノエル・T・ボアズ、ラッセル・L・ショホーン、長野敬、林大　訳、北京原人物語、青土社、2005

ホートン・P、南太平洋の人類史、片山一道訳、平凡社、2000

松野昌展、フィジー、西サモア、キリバスの歯のサイズに関する歯科人類学的研究、日大口腔科学、23: 33-52, 1997

山田博之、歯に見られる地域性、オセアニア1、島嶼に生きる、東京大学出版会、1993

Yamada, H., K. Kawamoto, T. Sakai, K. Katayama: Inter-Island Variation in Tooth Size of the Cook Islanders, and their Biological Affinities with Other Oceanic People. J. Anthrop. Soc. Nippon, 96: 435-448, 1988

Yamada, H. et al.: Tubercle-shaped incisor of the Cook islanders. Anthropological Science, 108: 321-330, 2000

山口敏、日本人の生いたち、みすず書房、1999

Yamaguchi, B.: A comparative osteological study of the Ainu and the Australian Aborigines. Occasional Papers, No. 10. Canberra, Australian Institute of Aboriginal Studies, 1967

ヨラン・ブレンフルト編、大貫良夫訳、図説人類の歴史、第9巻先住民の現在、朝倉書店、2007

Riesenfeld, A.: Shovel-shaped incisors and a few other dental features among the native peoples of the Pacific. Am. J. Phys. Anthrop., 14: 505-521, 1956

渡辺直経編、人類学用語辞典、雄山閣、1997

あとがき

よく縦割り行政とかお役所の縄張りとか言われるように、学問上の領域も習慣的にはっきりと区分けされている。本書で扱った歯科学と人類学が一つの例である。歯科学は歯の治療や病気に関する学問体系なので、歯の自然史や、歯の進化などはあまり研究しない。一方、人類学は純粋理学なので医療のことはあまり研究しない。日本人の歯について言うと、歯科学は歯科医療が始まった中世から、江戸を中心に歯科医学史という分野があるのに対し、人類学はもっぱらそれ以前の歯の研究が多い。したがって、日本人の歯を巡る通史というものは今まで存在しなかった。

私は、歯科大学に身を置いて人類学の研究をしている。したがって、一応両方の情報が入ってくる環境にある数少ない人間の一人である。歯学史の本で歴史をさかのぼると大体が中世あたりで終わってしまう。一方人類学の本を読んでいると古い人骨や歯の情報はたくさんあるが、近代や現代に近くなってくると歯の情報は少なくなってしまう。このことを解消したいという思いが本書執筆の大きな動機である。旧石器から現代までの日本人の歯についてその自然史、病気、口腔習慣などを調べて通史としてみた。人類学と歯科学の溝が埋まったかどうかはともかく、一応風は通ったような気はする。しかし、この試みが成功しているかどうかはひとえに読者の賢明なるご判断に委ねたい。

日本人の歯の形が、アジアの大陸から伝わったものであることは間違いがない。また、アジアの多くの民族が持つ歯の形は、元をただせばオーストラリア先住民や太平洋の人々の歯とも深い関係がある。本書の後半では歯の形のつながりや広がりに焦点を当てて、一般的には日本人から遠い存在として考えられているこれらの地域の人々とも、歯という器官から見てゆくと色々共有するものがあるということを紹介した。現在の地球は、交通機関やインターネットの発達により、国境がなくなってしまったような感じすらする。日本にも外国人があふれ、外国に行くチャンスの多い我々は自分自身が外国人となることも多い。歯科医療も対象は日本人ばかりでなく、色々な国の人を診ることが多くなり、人類学的知識も必要になっている。本書を読んだ人々が自分の視野を大きく広げ、歯を通して人類の多様性ということに気づいていただければ著者としてこれ以上の歓びはない。

本書上梓に当たり、先ず、私を歯の人類学への道に導いて頂いた日本大学松戸歯学部名誉教授尾﨑公先生、ならびに人類学の手ほどきをして頂いた元札幌学院大学教授佐倉朔先生に深い感謝の念を捧げます。また、お世話になった松戸歯学部解剖学教室の佐竹隆、佐々木佳世子、松野昌展、五十嵐由里子、中山光子の各先生、日本大学松戸歯学部歯科医史学資料室および図書館の方々に厚く御礼を申し上げます。愛知学院大学の山田博之先生、国立科学博物館の海部陽介先生、札幌医科大学の松村博文先生、には原稿をお読みいただき、貴重なご意見を頂戴いたしました。心から感謝いたします。わかば出版取締役の三上静男様には執筆の計画から内容まで、さまざまなご助言を頂き、本当にありがとうございました。

最後に全くの素人ながら、本書の原稿に目を通し、一般読者としての意見をもらうと共に、執筆への激励と援助をもらった、わが妻園子に、深い感謝の意をささげたいと思います。

平成二十三年八月一日　横浜の寓居にて　金澤　英作

著者紹介

金澤　英作

日本大学松戸歯学部解剖学Ｉ講座教授　医学博士

東京大学農学部獣医学科卒業（1971 年）

同大学院、北里大学医学部助手を経て現職

専門は歯の人類学、解剖学。骨や歯の立体計測、アジア・太平洋諸民族の歯の形態学的研究を行う。

著書に「顔を科学する（共著）」「図説口腔解剖学（共著）」「グレイ解剖学（共訳）」「歯科に役立つ人類学（編著）」など。2008 年より日本人類学会会長

日本人の歯とそのルーツ　定価（本体2,700円＋税）

2011 年 10 月 17 日　第 1 版第 1 刷発行
2014 年 1 月 12 日　第 1 版第 2 刷発行
2016 年 5 月 26 日　第 1 版第 3 刷発行

編著者　金澤　英作
発行者　百瀬　卓雄
ＤＴＰ組版　印刷所　蓼科印刷株式会社

発行　わかば出版株式会社
発売　デンタルブックセンター　株式会社シエン社

〒112 - 0004 東京都文京区後楽 1 - 1 - 10　TEL 03（3816）7818　FAX 03（3818）0837　URL http://www.shien.co.jp

ISBN 978-4-89824-059-5 C3047